临床免疫学检验实验指导

（第3版）

主　审　吕世静

主　编　曾常茜

副主编　李　妍　蒋红梅　李　丽　吕小华

编　者　（以姓氏笔画为序）

方　芳（吉林医药学院）

邓念华（成都医学院）

吕小华（广东医学院）

朱浩稳（湖南中医药大学）

伊正君（潍坊医学院）

杜晶春（广州医科大学）

李　丽（东南大学附属中大医院）

李　妍（吉林医药学院）

李　波（佛山科学技术学院）

李　覃（武警后勤学院临床医学系）

李广华（广东省人民医院）

李会强（天津医科大学）

李海侠（南方医科大学）

杨　旭（昆明医科大学）

谷俊莹（贵州医科大学）

汪光蓉（川北医学院）

陈志坚（广西医科大学）

赵彩红（大连大学医学院）

蒋红梅（贵州医科大学）

曾常茜（大连大学医学院）

燕学强（长治医学院）

中国医药科技出版社

内 容 提 要

  全书包括抗原和抗体制备技术、非标记免疫技术、标记免疫技术、免疫细胞的分离与功能测定、临床免疫学检验五个单元，共计43个实验项目。各实验项目附有思考题，以帮助学生更好地学习、理解和掌握临床免疫学实验技术的原理、技术要点和临床应用，提高学习效果。

  本教材除适用于医学检验技术、临床医学类专业本科及专科的临床免疫学检验、医学免疫学实验教学以外，也是教师、医学类研究生、科研人员及检验科相关人员的参考书。

图书在版编目（CIP）数据

临床免疫学检验实验指导/曾常茜主编. —3 版. —北京：中国医药科技出版社，2015.7
全国高等医药院校医学检验技术（医学检验）专业规划教材
ISBN 978 – 7 – 5067 – 7593 – 9

Ⅰ. ①临⋯　　Ⅱ. ①曾⋯　　Ⅲ. ①免疫学 – 医学检验 – 实验 – 医学院校 – 教学参考资料
Ⅳ. ①R446. 6 – 33

中国版本图书馆 CIP 数据核字（2015）第 174247 号

美术编辑　陈君杞
版式设计　郭小平

出版　中国医药科技出版社
地址　北京市海淀区文慧园北路甲 22 号
邮编　100082
电话　发行：010 – 62227427　　邮购：010 – 62236938
网址　www. cmstp. com
规格　889 × 1194mm $^1/_{16}$
印张　7 $^1/_2$
字数　174 千字
初版　2004 年 9 月第 1 版
版次　2015 年 8 月第 3 版
印次　2017 年 5 月第 2 次印刷
印刷　北京九天众诚印刷有限公司
经销　全国各地新华书店
书号　ISBN 978 – 7 – 5067 – 7593 – 9
定价　**18. 00 元**

本社图书如存在印装质量问题请与本社联系调换

全国高等医药院校医学检验技术（医学检验）专业规划教材

建设委员会

全国高等医药院校医学检验技术（医学检验）专业规划教材

出版说明

全国高等医药院校医学检验专业规划教材，于 20 世纪 90 年代开始启动建设。是在教育部、原国家食品药品监督管理局的领导和指导下，在广泛调研和充分论证基础上，由中国医药科技出版社组织牵头江苏大学、温州医科大学、中山大学、华中科技大学同济医学院、中南大学湘雅医学院、广东医学院、上海交通大学医学院、青岛大学医学院、广西医科大学、南方医科大学、301 医院等全国 20 多所医药院校和部分医疗单位的领导和专家成立教材建设委员会共同规划下，编写出版的一套供全国医学检验专业教学使用的本科规划教材。

本套教材坚持"紧扣医学检验专业本科教育培养目标，以临床实际需求为指导，强调培养目标与用人需求相结合"的原则，10 余年来历经二轮编写修订，逐渐形成了一套行业特色鲜明、课程门类齐全、学科系统优化、内容衔接合理的高质量精品教材，深受广大师生的欢迎，为医学检验专业本科教育做出了积极贡献。

本套教材的第三轮修订，是在我国高等教育教学改革的新形势和医学检验专业更名为医学检验技术、学制由 5 年缩短至 4 年、学位授予由医学学士变为理学学士的新背景下，为更好地适应新要求，服务于各院校教学改革和新时期培养医学检验专门人才需求，在 2010 年出版的第二轮规划教材的基础上，由中国医药科技出版社于 2014 年组织全国 40 余所本科院校 300 余名教学经验丰富的专家教师不辞辛劳、精心编撰而成。

本轮教材含理论课程教材 10 门、实验课教材 8 门，供全国高等医药院校医学检验技术（医学检验）专业教学使用。具有以下特点：

1. 适应学制的转变　第三轮教材修订符合四年制医学检验技术专业教学的学制要求，为目前的教学提供更好的支撑。

2. 坚持"培养目标"与"用人需求"相结合　紧扣医学检验技术专业本科教育培养目标，以医学检验技术专业教育纲要为基础，以国家医学检验技术专业资格准入为指导，将先进的理论与行业实践结合起来，实现教育培养和临床实际需求相结合，做到教师好"教"、学生好"学"、学了好"用"，使学生能够成为临床工作需要的人才。

3. 充实完善内容，打造教材精品　专家们在上一轮教材基础上进一步优化、精炼和充实内容。坚持"三基、五性、三特定"，注重整套教材的系统科学性、学科的衔接性。进一步精简教材字数，突出重点，强调理论与实际需求相结合，进一步提高教材质量。

编写出版本套高质量的全国高等医药院校医学检验技术（医学检验）专业规划教材，得到了相关专家的精心指导，以及全国各有关院校领导和编者的大力支持，在此一并表示衷心感谢。希望本套教材的出版，能受到全国本科医学检验技术（医学检验）专业广大师生的欢迎，对促进我国医学检验技术（医学检验）专业教育教学改革和人才培养做出积极贡献。希望广大师生在教学中积极使用本套教材，并提出宝贵意见，以便修订完善，共同打造精品教材。

全国高等医药院校医学检验技术（医学检验）专业规划教材建设委员会

中国医药科技出版社

2015 年 7 月

前言

为贯彻落实教育部关于"教材建设精品化，教材要适应多样化教学需要"的精神，来自全国十九所高等医学院校，从事教学、临床与科研第一线的教授、专家一致认为作为《临床免疫学检验》配套实验教材，编写的原则应与规划理论教材保持原则上的一致性，反映临床免疫学新技术和发展的趋势。全书系统、规范、科学，体现了"精、新、实"的特点，并能充分体现现代教育理念，通过实验培养学生的实践能力和创新能力。

全书实验内容的编排与理论衔接一致，按技术特点分为抗原和抗体制备技术、非标记免疫技术、标记免疫技术、免疫细胞的分离与功能测定、临床免疫学检验五个单元，共计 43 个实验项目。实验项目较全面，不同专业、不同层次的临床免疫学实验教学可根据教学需求选择相关实验内容。各院校也可结合自身条件，组合成不同层次的综合性实验和设计性实验。实验方法尽量详尽，并设常用实验动物的注射和采血方法、免疫学实验常用试剂配制等附录，以便于学生和教师使用。每个实验项目附有思考题，以帮助学生更好地学习、理解和掌握免疫学实验技术的原理、技术要点和临床应用，提高学习效果。

与上版教材相比，无论免疫技术，还是检测项目均有创新，本书增编了酶联免疫斑点试验、B 细胞分泌抗体能力检测、多种细胞因子联合检测、检出限评价实验、符合率评价实验、血清总 IgE 含量测定、食物过敏血清特异性 IgE 的检测、外周血特异性过敏原嗜碱粒细胞激活试验、抗中性粒细胞胞浆抗体的检测、抗环瓜氨酸肽抗体的检测、血清游离轻链的检测、HIV抗体初筛检测、可溶性白细胞介素–2 受体测定等新的实验，体现了本书的先进性，这也是本书的特色之处。

本书除适用于医学检验技术、临床医学类专业本科及专科的临床免疫学、医学免疫学实验教学以外，也是教师、医学类研究生、科研人员及检验科相关人员的参考书。

作者在编写本教材过程中得到各编者单位领导和同行们的大力支持，本版教材是在上版作者的基础上修订而来，因此仍包含了上版作者的辛勤劳动。本书全体编者向各位领导、同志表示衷心的感谢！

免疫学理论和免疫学技术的发展日新月异，医学教育教学改革正在逐步深入，而编者的认识水平所限，书中难免会有不妥或不足。恳请广大师生和同仁在使用过程中对本书提出宝贵的意见和建议，以便不断完善和提高。

编者
2015 年 4 月

目录

第一单元 抗原和抗体制备技术

临床免疫学检验主要以抗原抗体反应为基础，抗原和抗体是临床免疫学检验中最主要的试剂，也是生产各种商品化免疫诊断试剂重要的上游生物原料，其质量直接关系到检测方法的特异性和敏感性。本单元主要介绍多克隆抗体和单克隆抗体的制备、纯化和鉴定。

实验一 多克隆抗体的制备

多克隆抗体是动物（如家兔）在抗原刺激下合成并分泌的一组能与抗原特异性结合的免疫球蛋白，又称抗血清。本实验以制备溶血素为例介绍多克隆抗体的制备。

【实验原理】

将绵羊红细胞（sheep red blood cell，SRBC）按照一定的程序免疫家兔，绵羊红细胞带有多个不同表位，可刺激家兔体内携带相应受体 B 细胞克隆，而产生针对不同抗原表位的特异性抗体，收集并分离血清即可获得相应的多克隆抗体，因其与 SRBC 结合后可激活补体，导致 SRBC 破裂溶解，因此又称为溶血素。

【主要试剂与器材】

1. 体重 3kg 左右健康雄性家兔。

2. 市售肝素抗凝绵羊全血。

3. 无菌生理盐水（或 PBS）、2% 碘酒、75% 乙醇。

4. 0.10g/L 硫酸镁溶液 0.01g 硫酸镁加入生理盐水 100ml。

5. 台式离心机、5ml 一次性注射器、一次性移液管、15ml 无菌离心管。

【操作方法】

1. 取 2～3ml 无菌肝素抗凝绵羊全血于离心管中，加等量生理盐水，2000 转/分钟离心 5 分钟，吸去上层血浆和白细胞层。

2. 用 2～3ml 生理盐水重悬 SRBC，2000 转/分钟离心 5 分钟后吸弃上清液，重复洗涤一次。

3. 根据红细胞比容，用 0.10g/L 硫酸镁溶液稀释成 10% SRBC 悬液。

4. 将家兔做好标记，从耳缘静脉采血 2～3ml，分离并收集血清，储存于 -20℃ 备用（作为抗体鉴定阴性对照）。

5. 采取耳缘静脉免疫家兔，具体免疫剂量和免疫程序见表 1-1。

表 1-1 抗绵羊红细胞多克隆抗体制备免疫程序

免疫时间（天）	1	7	14	21	28
10% SRBC（ml）	0.5	1.0	1.5	2.0	2.5

6. 末次免疫后第 7～10 天，从耳缘静脉采血，分离血清，用玻片法做红细胞凝集试验检测效价。若效价不理想，可再次加强免疫，再试血，直至达到要求。

7. 将家兔仰面，固定四肢于动物架上（或由人抓住四肢固定），剪去左胸部兔毛，用碘酒、酒精消毒其暴露出来的皮肤，在胸骨左缘外 3mm 左右第 3～4 肋间，选心脏搏动最明显处进针，将抽取到的家兔血液注入无菌烧瓶中，室温放置 1 小时，凝固后再放置于 4℃ 冰箱过夜，待血清充分析出后吸取血清，3000 转/分钟离心 15 分钟，收集上清液，经 56℃ 30 分钟灭活补体，4℃ 保存备用。

【结果判定】

获得的抗血清应无溶血、无污染。

【注意事项】

1. 实验动物的免疫反应性有个体差异，因此免疫时应选用两只或两只以上的动物，免疫过程中应注意无菌操作，以防动物发生感染。

2. 用颗粒性抗原制备抗体时，多选用静脉注射途径。制定免疫方案时应以注射次数少、免疫时间短、获得的抗体效价高为原则，具体的免疫次数、间隔时间和试血时间可根据具体情况进行调整。

3. 收集的免疫血清，4℃ 条件下一般可保存一个月左右，有条件的实验室可适量分装后 −20℃ 或 −70℃ 长期保存，但需避免因反复冻融而导致的抗体效价降低。

【方法评价】

由于动物个体间差异较大，同一批次或不同批次制备的抗血清质量均有差异，尽管多克隆抗体的均一性较差，但由于其能结合抗原多个不同表位，故亲和力高，尤其适用于沉淀反应及免疫印迹试验，而且其制备方法相对简单，周期较短，因此在临床和科研中仍具有广泛的应用价值。

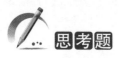

1. 在制备绵羊红细胞过程中为什么要洗涤并吸去红细胞表面的白细胞层？

2. 制备的溶血素血清为什么要 56℃ 灭活 30 分钟？

3. 制备抗血清时如何选择免疫动物和设计免疫方案？

（杜晶春）

实验二　多克隆抗体的鉴定

多克隆抗体的鉴定主要包括抗体效价的鉴定、抗体特异性的鉴定、抗体纯度的鉴定和抗体亲和力的鉴定。本实验主要以溶血素为例介绍抗体的特异性和效价的鉴定。

【实验原理】

根据凝集反应的原理，用玻片法直接观察待检溶血素能否与 SRBC 形成肉眼可见的凝集物，可以对待检溶血素的特异性做出初步判断。如果需要对其效价做出更准确的判断，则可以借助补体参与的溶血试验。SRBC 作为颗粒性抗原在试管中与其相应溶血素结合后，在补体作用下，将导致 SRRC 裂解，发生溶血反应。当反应体系中的 SRBC 和补体量一定时，其溶血程度与溶血素的效价呈正比，由此可判定溶血素的效价。

【主要试剂与器材】

1. 溶血素。

2. 1% SRBC 悬液、生理盐水。

3. 补体　豚鼠新鲜血清。

4. 载玻片、试管、吸管、试管架、恒温水浴箱。

【操作方法】

1. 取干燥洁净载玻片一张，在两端分别加生理盐水和免疫血清各一滴，然后各加入一滴 SRBC 悬液，轻摇玻片，经 1～2 分钟，若生理盐水侧 SRBC 仍均匀浑浊，而在免疫血清侧 SRBC 凝聚成团，出现小颗粒，即为凝集试验阳性，说明免疫血清中含有抗 SRBC 抗体。

2. 在玻片凝集试验阳性基础上，用补体溶血试验测定免疫血清的效价。

（1）取 10 支小试管，编好号后置于试管架上，按第 1 号管 0.5ml，第 2 号管 0.75ml，第 3 号管 1ml，第 4～9 号管分别 0.25ml 的标准依次加入生理盐水。

（2）用生理盐水先将溶血素稀释 100 倍，再依次向第 1、2、3 号管分别加入稀释了 100 倍的溶血素 0.25ml，即得到 1:300、1:400、1:500 稀释的溶血素，然后再按 1→4→7；2→5→8；3→6→9 的组合方式进行倍比稀释，使第 4 至 9 号管中溶血素的稀释度依次为 1:600、1:800、1:1000、1:1200、1:1600 和 1:2000。

（3）将新鲜豚鼠血清用生理盐水按 1:30 比例稀释备用。

（4）另外再取 10 支试管并编号，按表 2-1 顺序依次加入各成分，第 10 号管为绵羊红细胞对照管。

表 2-1　溶血素效价测定方案

试管编号	1	2	3	4	5	6	7	8	9	10
生理盐水（ml）				1～9 号管加入 0.25，10 号管加入 0.5						
1% SRBC（ml）				每管加入 0.25						
溶血素（0.25ml）	1:300	1:400	1:500	1:600	1:800	1:1000	1:1200	1:1600	1:2000	0
				充分混匀，静置 15 分钟						
1:30 稀释补体（ml）				每管加入 0.25						
				充分混匀，37℃水浴箱，静置 30 分钟						
				结果观察						

【结果判定】

观察溶血现象，以呈现完全溶血的血清最高稀释度为溶血素效价。

【注意事项】

1. 本实验所用补体应采用豚鼠新鲜血清。

2. 待检溶血素应事先进行补体灭活处理。

3. 补体性质极不稳定，易受实验器材洁净度，反应时间、温度、电解质及 pH 等因素影响，所以需对实验条件和各个环节加以严格控制。

【方法评价】

溶血素的活性鉴定可以采用直接凝集法及补体参与的溶血试验方法，前者操作简便，但敏感性较低，后者具有较高的特异性和敏感性，可用于定量测定，但是操作相对繁琐，同时由于补体活性不稳定易影响实验结果。

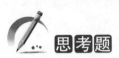
思考题

如何利用绵羊红细胞与溶血素组成的指示系统，通过补体结合试验检测未知抗体或抗原？

（杜晶春）

笔记

实验三　IgG 类多克隆抗体的纯化

免疫血清由于成分复杂，在某些情况下往往不能直接作为检测试剂使用，对其进一步纯化是开展标记免疫测定的必要途径，抗体的纯化方法主要有盐析法、凝胶过滤法、离子交换层析法、亲和层析法等。本实验介绍盐析法和亲和层析法分离纯化兔抗绵羊红细胞 IgG。

一、盐析法

【实验原理】

加入蛋白质溶液中的高浓度中性盐可与蛋白质争夺水分子，使蛋白质分子表面的电荷被大量中和，周围的水化膜减弱甚至消失，导致蛋白质的溶解度降低并从溶液中沉淀析出。不同蛋白质在不同浓度的盐溶液中具有不同的相对溶解度，血清中免疫球蛋白主要为 γ 球蛋白，可先用 50% 饱和硫酸铵将 γ 球蛋白沉淀出来，再用 33% 饱和硫酸铵将大部分 IgG 沉淀出来。

【主要试剂与器材】

1. 兔抗绵羊红细胞免疫血清、灭菌生理盐水、0.02 mol/L PBS 缓冲液（pH7.4）。

2. 饱和硫酸铵　取硫酸铵 400g，加入蒸馏水 500ml，加热 50~60℃，充分搅拌 10 分钟，趁热过滤，冷却后以浓氨水调 pH 至 7.2。

3. 纳氏试剂　HgI 11.5g，KI 8g，加蒸馏水至 50ml，搅拌溶解后，加入 20% NaOH 50ml。

4. 紫外分光光度计、磁力搅拌器、离心机、吸管、滴管、试管、透析袋等。

【操作方法】

1. 取免疫血清 10ml 加入等体积生理盐水混匀，置磁力搅拌器上，逐滴加入饱和硫酸铵 20ml，至 50% 饱和度。室温静置 30 分钟或置 4℃ 冰箱过夜。

2. 4℃ 10000 转/分钟离心 15 分钟，弃去上清液（含白蛋白），沉淀物（主要是 γ 球蛋白）溶于 20ml 生理盐水中。

3. 于上述提取物中，搅拌下逐滴加入饱和硫酸铵 10ml，至 33% 饱和度，静置 30 分钟后 4℃ 10000 转/分钟离心 15 分钟，弃去上清液。

4. 将沉淀溶于 20ml 生理盐水中，并重复步骤 3。

5. 将沉淀物用 2~3ml PBS 溶解，转入透析袋中，置入 0.02mol/L PBS 缓冲液中 4℃ 条件下透析 12 小时，透析过程应重复进行 2~3 次，直至纳氏试剂测得透析外液无黄色，既无 NH_4^+ 为止。

6. 蛋白含量测定　取少量透析袋内样品做适当稀释后，用紫外分光光度计测定蛋白含量，其余分装后置 -20℃ 冰箱保存备用。

$$蛋白含量（mg/ml）=（1.45 \times A_{280nm} - 0.74 \times A_{260nm}）\times 样品稀释倍数$$

【结果判定】

可将抗绵羊红细胞免疫血清中大部分 IgG 类抗体粗提出来，对其活性和效价的鉴定可参考本单元实验二，对其纯度的鉴定则可考虑用蛋白质电泳法检测。

【注意事项】

1. 盐析时若溶液内蛋白质浓度过高，可引起非目的蛋白质的共沉淀效应，故通常将免疫血清用生理盐水倍比稀释后再进行盐析纯化。

2. 加饱和硫酸铵溶液时，一定要边搅拌边逐滴加入，以减少其他杂蛋白质的共沉。

3. 盐析后一般需至少放置 30 分钟，待沉淀完全后再进行离心，过早离心将会影响抗体的纯化效率。

4. 硫酸铵是盐析法中最常使用的中性盐，其溶解度高、受温度影响小、不易引起蛋白质变性，但硫酸铵中含有氮，会干扰抗体浓度测定，需透析去除。

【方法评价】

盐析法主要用于对免疫球蛋白进行初步提取，硫酸铵盐析法操作简单，但是整个流程相对耗时，获得的免疫球蛋白为 IgG 类粗制品，可用于一般实验，如 ELISA 和抗体封闭试验，但若要对其进行化学标记如荧光素和生物素标记，则还需进一步采用凝胶过滤、离子交换层析或亲和层析等方法纯化。

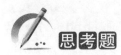思考题

1. 盐析法提取免疫球蛋白的原理是什么？
2. 影响盐析法纯化抗体效率的主要因素有哪些？

二、亲和层析法

【实验原理】

葡萄球菌 A 蛋白（SPA）具有与多种哺乳动物 IgG 分子 Fc 段结合的能力。当抗绵羊红细胞免疫血清或其粗提物通过 SPA – Sepharose 亲和层析柱时，IgG 可通过 Fc 段与柱上的 SPA 结合，其他蛋白成分不能与之结合而被直接洗脱。再通过改变洗脱液的离子强度及 pH，使已结合到层析柱上的 IgG 与 SPA 发生解离而洗脱下来，即可达到纯化的目的。

【主要试剂与器材】

1. 兔抗绵羊红细胞免疫血清、灭菌生理盐水。

2. 水化的 SPA – Sepharose CL – 4B、0.1 mol/L PBS 缓冲液（pH 8.0、pH 7.4）、0.1 mol/L 枸橼酸缓冲液（pH 6.0、pH 4.0、pH 3.0）、3mol/L 硫氰酸钾溶液（过滤后使用）。

3. 1.5×10cm 层析柱、紫外分光光度计/紫外分光光度检测仪。

【操作方法】

1. 准备样品 抗血清按 10000 转/分钟离心 10 分钟后，上清再通过 0.22μm 滤膜过滤除去杂质，滤液用 10 倍体积的 PBS（pH 8.0）稀释。

2. 装柱 向柱内加入 1/2 体积的缓冲液，然后将处理好的凝胶悬液缓缓地匀速加到柱内，以 pH 8.0 的 PBS 缓冲液平衡，层析柱出水口一端与紫外分光光度检测仪连接。

3. 上样 一般按每克湿胶加 25~30mg 样品的比例上样，室温作用 15~30 分钟后，用 pH 8.0 的 PBS 缓冲液充分洗脱，直至洗脱液 A_{280nm} 值低于 0.02 为止（有条件的实验室可以用蠕动泵上样）。

4. 分别用 pH 6.0、4.0、3.0 的枸橼酸缓冲液洗脱层析柱，并分别收集各洗脱条件下高紫外吸收峰值出现时的洗脱液。

5. 用 2~3 倍柱床体积的 3mol/L 硫氰酸钾溶液清洗层析柱后，PBS 缓冲液（pH 7.4）重新平衡层析柱，4℃储存备用。将含抗体成分的洗脱液用 1L PBS（pH 7.4），4℃条件下透析 12 小时，反复 2~3 次。

6. 抗体含量测定 取少量透析袋内样品做适当稀释后，用紫外分光光度计测定蛋白含量，其余分装后置 −20℃ 冰箱保存备用。

蛋白含量（mg/ml）＝（$1.45×A_{280nm} − 0.74×A_{260nm}$）×样品稀释倍数

笔记

【结果判定】

本实验可特异性收集抗绵羊红细胞免疫血清中 IgG 类抗体，对其活性和效价的鉴定可参考本单元实验二，对其纯度的鉴定则可考虑用蛋白质电泳法检测。

【注意事项】

1. SPA – Sepharose CL – 4B 凝胶价格较高，可反复使用 10 ~ 20 次，为提高凝胶的使用寿命，样品上样前最好先经过 0.22μm 滤膜过滤，以除去不溶性沉淀物或颗粒物质，再生后凝胶应 4℃低温保存，不可冰冻，同时应注意防腐。

2. 装柱时应注意防止柱床中产生气泡及断层，这些将影响 SPA 的结合效率及洗脱液的洗脱效果。

3. 为防止洗脱液过低的 pH 影响 IgG 抗体活性，可及时调整含有抗体的洗脱液 pH，另外也可以考虑用高离子强度的 PBS 缓冲液或者 3mol/L 的硫氰酸钾溶液将结合在 SPA 上的 IgG 抗体洗脱下来。

【方法评价】

与盐析法相比，SPA – Sepharose 亲和层析法能够快速获得高纯度的 IgG 抗体，能够满足于后续标记免疫技术需要，但是由于洗脱液 pH 偏低，有可能会对抗体的活性造成一定影响。

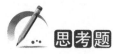
思考题

1. 亲和层析法纯化 IgG 的原理是什么？
2. 以鸡卵黄蛋白为免疫原，试设计制备、纯化抗鸡卵黄蛋白免疫血清的方案。

（杜晶春）

实验四　单克隆抗体的制备

单克隆抗体（monoclonal Antibody，McAb）是由一个 B 细胞杂交瘤克隆产生的针对单一抗原表位、结构均一的抗体。McAb 具有特异性强、纯度高、生物活性单一等优点。本实验介绍可溶性抗原甲胎蛋白（alpha – fetoprotein，AFP）鼠源 McAb 的制备方法。

【实验原理】

利用聚乙二醇作为细胞融合剂，使免疫小鼠的脾细胞与具有在体外不断增殖能力的小鼠骨髓瘤细胞融合，在次黄嘌呤氨基蝶呤胸腺嘧啶核苷（HAT）培养液的作用下，只有融合成功的杂交瘤细胞生长。经过反复筛选和克隆化培养，最终获得既能产生所需 McAb、又能在体外不断繁殖的杂交瘤细胞。将这种杂交瘤细胞扩大培养收集上清液，或接种于小鼠腹腔后收集腹水，均可得到单克隆抗体。

【主要试剂与器材】

1. 实验动物　Balb/c 小鼠，鼠龄 6 ~ 8 周。
2. 骨髓瘤细胞系　Sp2/0 细胞。
3. RPMI – 1640 培养液　按商品试剂说明书配制。
4. 胎牛血清（FCS）。
5. HAT 培养液　按说明书配制为 50 × 储存液，使用时用 RPMI – 1640 培养液稀释为工作液，另加入 20%（V/V）FCS。

6. 次黄嘌呤胸腺嘧啶核苷（HT）培养液　按说明书配制为 50×储存液，使用时用 RPMI-1640 培养液稀释为工作液，另加入 20%（*V/V*）FCS。

7. 融合剂　聚乙二醇 1500（PEG1500）。

8. 抗原　纯化的 AFP。

9. 福氏完全佐剂和福氏不完全佐剂、降植烷（pristane）、AFP 包被的 96 孔酶标反应板、HRP 标记的羊抗鼠 IgG 抗体、ELISA 底物液（含有邻苯二胺和 H_2O_2）和终止液。

10. 仪器设备　CO_2 培养箱、96 孔细胞培养板、24 孔细胞培养板、倒置生物显微镜、注射器、剪刀、200 目钢网等。

【操作方法】

1. 小鼠免疫　免疫方案与多克隆抗体制备时动物免疫方案基本相同。首次用福氏完全佐剂与 AFP 乳化后腹腔和皮内多点注射，100μg/只；2 周后，用福氏不完全佐剂与抗原乳化后腹腔和皮内多点注射，100μg/只；2 周后断尾采血测抗体效价，选择抗体效价高的 Balb/c 小鼠用于融合。融合前 3 天，以不加佐剂的抗原通过腹腔加强免疫注射 1 次，100μg/只。末次免疫后 3~4 天，分离脾细胞。

2. 细胞融合

（1）制备饲养细胞　①Balb/c 小鼠拉颈处死，浸泡于 75% 酒精内 3~5 分钟；②用无菌剪刀剪开小鼠腹部皮肤，暴露腹膜；③将 5~6ml 预冷的 RPMI-1640 培养液注入腹腔，反复抽吸吹打腹腔，吸出冲洗液，放入 10ml 离心管，1500 转/分钟离心 10 分钟，弃上清；将沉淀用约 10ml 的新鲜 RPMI-1640 培养液悬浮，1500 转/分钟离心 10 分钟，弃上清；④沉淀以 HAT 选择培养液调整细胞数至 $1×10^5$/ml，加入 96 孔细胞培养板，100μl/孔，置于 CO_2 培养箱培养。

（2）准备骨髓瘤细胞　取培养的对数生长期骨髓瘤细胞，1500 转/分钟离心 10 分钟。沉淀用 RPMI-1640 培养液洗涤 2 次，调整细胞浓度为 $1×10^7$/ml 备用。

（3）制备免疫脾细胞　①拉颈处死小鼠并放于 75% 乙醇中浸泡消毒，无菌条件下取出脾脏，并用 RPMI-1640 培养液轻轻洗去组织外的血液；②将脾脏放入 200 目钢网中，用注射器针芯研磨，制成脾细胞悬液，用吸管将细胞悬液移入 10ml 离心管中；③将离心管直立，放置 3~5 分钟，使大块的结缔组织下沉。将细胞悬液移入 10ml 离心管中，加入 RPMI-1640 不完全培养基至 10ml，1500 转/分钟离心 10 分钟，弃上清；④沉淀用约 10ml 的新鲜 RPMI-1640 培养液再悬浮，重复步骤③；⑤台盼蓝染色计算活细胞数，以高于 80% 为合格，用 RPMI-1640 培养液调整为 $1×10^7$/ml 的脾细胞悬液。

（4）融合细胞　①将骨髓瘤细胞与脾细胞按 1:10 比例混合（按每只小鼠获取的脾细胞数，计算所需要的骨髓瘤细胞），在 50ml 离心管内用 RPMI-1640 培养液洗 2 次，1500 转/分钟离心 10 分钟，弃上清，留取 0.1ml，轻轻弹击离心管底，使细胞沉淀混合成糊状；②60 秒内加入 37℃ 预热的 1.0ml PEG，边加液边旋转试管，作用 90 秒后用 1ml 吸管将细胞悬液轻轻吹入离心管，立即加入 37℃ 预热的 RPMI-1640 培养液 1ml，然后 2 分钟内加入 5ml，接着在 5 分钟内加入 15ml，继续边摇动边加入培养液（总体积为 50ml）以终止 PEG 作用，1000 转/分钟离心 5 分钟；③弃上清，用含 20% 小牛血清 HAT 培养液重悬；④将融合后细胞悬液加入含有饲养细胞的 96 孔细胞培养板（每孔 100μl），37℃、5% CO_2 培养箱中培养。

3. 选择杂交瘤细胞及抗体检测　①HAT 选择杂交瘤细胞：每日观察细胞克隆生长情况。在用 HAT 培养液培养 1~2 天内，将有大量瘤细胞死亡，3~4 天后瘤细胞消失，杂交细胞形成小集落。HAT 培养液维持 7~10 天后应换用 HT 培养液，再维持 2 周，改用一般培养液。在选择培养期间，一般每 2~3 天换 1/2 培养液。当杂交瘤细胞布满孔底 1/10 面积时，即可开始检测特异性抗体，筛选出所需要的杂交瘤细胞系；②抗体的检测：吸取杂交瘤细胞上清，用 PBS

笔记

稀释后，采用 ELISA 检测抗体分泌。将稀释的培养上清加入 AFP 包被 96 孔酶标反应板，37℃ 反应 1 小时；PBS 洗涤 3 次，加入 HRP 标记的羊抗鼠 IgG，37℃ 反应 1 小时；PBS 洗涤 3 次后加入 ELISA 底物液反应 30 分钟，加入终止液。检测 495nm 的吸光度值（A 值），以 A 值 ≥ 0.2 为阳性，即被检测孔内含有分泌抗 AFP 的杂交瘤细胞。

4. 抗体阳性孔杂交瘤克隆化

常用的是有限稀释法：①克隆前 1 天制备饲养细胞层（同细胞融合）；②将要克隆的杂交瘤细胞从培养孔内轻轻吹开，计数；③调整细胞为 3 ~ 10 个细胞/ml；④取前一天准备的含饲养细胞层的 96 孔细胞培养板，每孔加入稀释的细胞悬液 100μl。孵育于 37℃ 5% CO_2 培养箱中；⑤在第 7 天换液，以后每 2 ~ 3 天换液 1 次；⑥8 ~ 9 天可见细胞克隆形成，及时检测抗体活性。⑦将阳性孔的细胞移至 24 孔细胞培养板中扩大培养并应尽快冻存。

5. 单克隆抗体的制备　大量制备单克隆抗体的方法主要有两种。

（1）体外大量培养杂交瘤细胞，从上清液中获取单克隆抗体。此方法产量低，一般培养液内抗体含量为 10 ~ 60μg/ml，如果大量生产，费用较高。

（2）体内接种杂交瘤细胞，制备腹水或血清。①实体瘤法：对数生长期的杂交瘤细胞按（1 ~ 3）× 10^7/ml 接种于小鼠背部皮下，每处注射 0.2ml，共 2 ~ 4 点。待肿瘤达到一定大小后（一般 10 ~ 20 天）则可采血，血清单克隆抗体的含量可达到 1 ~ 10mg/ml，但采血量有限；②腹水的制备：先腹腔注射 0.5ml 降植烷（或液体石蜡）于 Balb/c 鼠；1 ~ 2 周再腹腔注射 1 × 10^6 个杂交瘤细胞。接种细胞 7 ~ 10 天后可产生腹水，密切观察动物的健康状况与腹水征象，待腹水尽可能多，小鼠濒于死亡之前处死小鼠，用滴管将腹水吸入试管中，一般一只小鼠可获 5 ~ 10ml 腹水，腹水中单克隆抗体含量可达到 5 ~ 10mg/ml。

6. 单克隆抗体的鉴定

（1）抗体特异性的鉴定　除用免疫原（抗原）进行抗体的检测外，还应该用与其抗原成分相关的其他抗原进行交叉试验，方法可用 ELISA、IFA 法。

（2）效价测定　可以采用 ELISA 法。

（3）McAb 的 Ig 类与亚类的鉴定　一般在用酶标或荧光素标记的第二抗体进行筛选时已经基本上确定了抗体的 Ig 类型。如果用的是酶标或荧光素标记的兔抗鼠 IgG 或 IgM，则检测出来的抗体一般是 IgG 类或 IgM 类。至于亚类则需要用标准抗亚类血清系统作双扩或夹心 ELISA 确定。

（4）McAb 识别抗原表位的鉴定　采用竞争结合试验测定相加指数的方法，测定 McAb 所识别抗原位点，以确定 McAb 的识别的表位是否相同。

（5）亲和力的鉴定　用 ELISA 或 RIA 竞争结合试验确定 McAb 与相应抗原结合的亲和力。

（6）其他　McAb 的相对分子质量以及杂交瘤细胞染色体测定等，可根据需要选择测定。

7. 单克隆抗体的纯化　方法参考本单元实验三。

【结果判定】

McAb 应是一个 B 细胞杂交瘤克隆产生的针对单一抗原表位、特异性强、纯度高的抗体。

【方法评价】

作为临床检验诊断试剂，McAb 具有特异性强、纯度高、均一性好等优点，缺点是制备 McAb 技术复杂、周期长。

【临床应用】

McAb 广泛应用于标记免疫技术、流式细胞术、蛋白芯片技术等。McAb 在病原微生物诊断、肿瘤标志物检测、免疫细胞及其亚群分析、细胞因子和激素测定等方面应用广泛，也可用于免疫治疗。

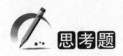 思考题

 笔记

1. 试叙述 HAT 培养基选择培养的原理。

2. 为什么筛选的抗体分泌阳性孔的杂交瘤还需要进行克隆化?

3. 举例说明单克隆抗体的临床应用。

（李妍）

笔记

第二单元　非标记免疫技术

抗原抗体反应具有高度特异性，因此可以利用已知抗体检测未知抗原，或用已知抗原检测未知抗体，从而以此诊断或辅助诊断疾病。用于临床免疫检验的抗原抗体反应可分为非标记免疫技术和标记免疫技术，非标记免疫技术又根据抗原和抗体的性质、参与反应的成分、抗原抗体反应出现的现象和结果等，分为凝集试验、沉淀试验、补体参与的试验。

实验五　直接凝集试验

颗粒性抗原（红细胞、细菌等）在适当电解质参与下，直接与相应抗体结合而出现肉眼可见的凝集现象，称为直接凝集试验。在临床上通常以直接凝集试验的 ABO 血型鉴定及肥达试验（Widal test）来鉴定受检者的血型和检测患者是否感染伤寒或副伤寒沙门菌。现以 ABO 血型鉴定、肥达试验为例介绍直接凝集试验。

一、ABO 血型鉴定

人的 ABO 血型抗原有 A 抗原和 B 抗原，A 型血红细胞表面有 A 抗原，B 型血红细胞表面有 B 抗原，AB 型血红细胞表面有 A、B 两种抗原，O 型血红细胞则无这两种抗原。直接凝集试验用于人 ABO 血型鉴定，根据操作方法的不同，分为玻片凝集法、试管法和全自动微板法。本实验介绍玻片凝集法鉴定 ABO 血型。

【实验原理】
将待检测的血液分别加入已知含有标准抗 A 或抗 B 的抗血清（血型抗体），观察待检血液的红细胞是否发生凝集现象，用以判断红细胞表面含何种抗原，由此确定待检血液的血型。

【主要试剂与器材】
1. 待检标本　待检5%红细胞悬液。
2. 标准抗血清（已知抗体）　抗 A、抗 B 分型血清。
3. 生理盐水。
4. 载玻片、小试管、搅拌竹签、一次性采血针、75% 乙醇、吸管、消毒棉球、记号笔、消毒缸、显微镜等。

【操作方法】
1. 配制待检5%红细胞悬液　用酒精棉球消毒受试者无名指指尖，待酒精干后用无菌采血针刺破皮肤，用吸管吸取血 1 滴，加入 0.5ml 生理盐水中迅速混匀（约为 5% 红细胞悬液），立即用无菌干棉球压迫止血。

2. ABO 血型鉴定（正定型玻片法）
（1）标记玻片　取干燥、清洁载玻片 1 张，用记号笔划分为 2 等份，在每格的左上角标明抗 A、抗 B。
（2）加标准血清　分别取抗 A 和抗 B 分型血清各 1 滴，滴于相应标记区内。
（3）加待检红细胞悬液　于上述抗血清小格内分别滴加待检 5% 红细胞悬液各 1 滴。

（4）混匀　分别用竹签搅拌或不断轻轻转动载玻片，使血清与红细胞充分混匀，连续 1～5分钟，室温（18～25℃）静置 10 分钟以上。

（5）观察结果　白色背景下观察有无凝集现象，如肉眼观察不清，可将载玻片置于低倍显微镜下观察。

【结果判定】

1. 结果观察　将载玻片用肉眼或低倍镜观察有无红细胞凝集，若抗原抗体对应则出现凝集块，为阳性；若两者不对应则不出现凝集块，为阴性。

2. 判断标准

（1）阳性　液体清亮，底部出现大小不等的红细胞凝集块。

（2）阴性　液体仍然混浊，红细胞呈均匀分布，无凝集块出现。

3. ABO 血型判断（表 5 - 1）

表 5 - 1　ABO 血型正定型结果判定

受检者血型	标准血清 + 受检者红细胞	
	抗 A	抗 B
A 型	+	-
B 型	-	+
O 型	-	-
AB 型	+	+

注："+"表示凝集；"-"表示不凝集。

4. 报告方式　正定型（玻片法）：X 型。

【注意事项】

1. 采血部位以无名指为宜，一般不在耳垂取血，应避免在炎症、水肿、冻疮等部位采血。

2. 采血按无菌技术操作，防止感染，一人一针一管，避免交叉感染。皮肤消毒后，须待酒精挥发后采血，避免血细胞被乙醇破坏，且酒精未干血液会四处扩散，不易成滴。

3. 标准血清必须在有效期内使用，避免细菌污染，放置冰箱保存，使用前平衡至室温（18～25℃）。

4. 试管、滴管、玻片等必须清洁干燥，防止溶血。

5. 取两种抗血清的吸管不可混用，混匀抗血清与红细胞时，不同格内液体不可混合，混匀时勿混用竹签。

6. 反应时间不得少于 10 分钟，以免较弱的凝集不易出现，造成假阴性。

二、肥达试验

人感染伤寒或副伤寒沙门菌后，约 1～2 周后血清中可产生抗菌体（O）抗原和鞭毛（H）抗原的抗体。通过肥达试验检测患者血清伤寒沙门菌 O 抗体及 H 抗体的效价，从而为临床诊断伤寒和副伤寒病菌感染提供辅助诊断依据。

【实验原理】

肥达试验是一种直接凝集试验。将已知伤寒（或副伤寒）沙门菌 O 或 H 抗原诊断菌液定量地与一系列倍比稀释的待检血清等量混合，静置一定时间之后，根据各管凝集程度，判断待检血清中有无相应抗体及抗体的效价。

【主要试剂与器材】

1. 待检血清　用生理盐水 1∶10 稀释。

2. 诊断菌液（已知抗原）　伤寒沙门菌 O 抗原或 H 抗原诊断菌液，10 亿/ml。

3. 阳性对照血清　已知伤寒沙门菌 O 抗原或 H 抗原诊断血清。

4. 生理盐水。

5. 试管、1ml 吸管、5ml 吸管、试管架、水浴箱等。

【操作方法】

1. 试管准备　取 8 支小试管排列于试管架上，标明编号。

2. 待检血清倍比稀释　每支试管中加生理盐水 0.5ml。取 1:10 稀释的待检血清 0.5ml 加入第 1 管，混匀后取 0.5ml 加入第 2 管，混匀再取 0.5ml 加入第 3 管，同法依次稀释到第 7 管，混匀后从第 7 管中取 0.5ml 弃去。第 8 管中为 0.5ml 生理盐水作对照。至此，第 1 至 7 管中血清的稀释度依次为 1:20、1:40、1:80、1:160、1:320、1:640、1:1280。

3. 加诊断菌液　每管加诊断菌液 0.5ml。此时，各管血清因加入等量的诊断菌液又被稀释 1 倍，第 1 至第 7 管血清最终稀释度为 1:40 ~ 1:2560（表 5 – 2）。

表 5 – 2　肥达试验方法（试管法）单位：ml

管号	1	2	3	4	5	6	7	8
生理盐水（ml）	0.5	0.5	0.5	0.5	0.5	0.5	0.5	0.5
稀释血清（ml）	0.5	0.5	0.5	0.5	0.5	0.5	0.5	弃 0.5
诊断菌液（ml）	0.5	0.5	0.5	0.5	0.5	0.5	0.5	0.5
血清终稀释度	1:40	1:80	1:160	1:320	1:640	1:1280	1:2560	对照

4. 孵育　各管摇匀后置室温或 37℃ 18 ~ 24 小时，观察结果。

5. 结果观察　取出试管架，不要振荡，先观察第 8 管，应不发生凝集，再依次观察各试验管凝集情况。手持试管对光观察试管内液体混浊度及管底凝集物，然后再轻轻晃动试管使凝集块从管底浮起，最后根据上清液的透明度和凝集块的大小，判定反应强度，记录结果。

【结果判定】

1. 凝集现象　"O" 凝集呈颗粒状，以较坚实凝集片沉于管底，轻摇试管不易浮起，且不易散开；"H" 凝集呈絮状，以松散大团沉于管底，轻摇试管即浮起，且极易散开。

2. 凝集强度　以 + + + +、+ + +、+ +、+、– 等符号表示。

+ + + +：上清液完全透明，细菌全部凝集成块，沉于管底。

+ + +：上清液透明度达 75%，大部分细菌凝集成块，沉于管底。

+ +：上清液透明度达 50%，约 50% 细菌凝集成块，沉于管底。

+：上清液混浊，透明度仅达 25%，仅小部分细菌凝集成块，沉于管底。

–：液体均匀混浊，无凝集块形成。若静置时间较长，部分细菌沉于管底聚成圆点状，边缘整齐，轻轻摇动后细菌分散呈云雾状升起，很快呈均匀混浊。

3. 凝集效价　一般以出现 "+ +" 凝集的血清最高稀释度作为该血清抗体的凝集效价。

4. 参考区间　一般认为未经预防接种，具有诊断意义的凝集效价是：O > 1:80、H > 1:160，若取双份血清，效价 4 倍以上增高更具有诊断意义。

【注意事项】

1. 血清稀释应准确加量，避免跳管。

2. 试验用小试管应为相同规格。

3. 过期试剂不得使用，不同批次试剂不得混用。

4. 加诊断菌液时，应从对照管开始由后向前加入，避免影响稀释血清的浓度。

5. 观察结果时切勿先振荡试管，以免破坏试管内上清液的透明度和凝集块的大小与性状，影响结果判定。

6. 电解质浓度和 pH 不适当等因素可引起抗原的非特异性凝集，故应先观察对照管，如出现非特异性凝集，则本试验无效。

【方法评价】

操作方法简单，结果易观察，无需特殊仪器，尤其适合基层实验室。

【临床应用】

1. 定性判断　根据凝集现象出现与否判断抗原和抗体是否对应，鉴定抗原或抗体，如血型鉴定、细菌鉴定和分型等。

2. 半定量检测　将血清标本作系列倍比稀释后，与已知颗粒性抗原进行反应，常用于测定病人血清中有无针对某种病原体的特异性抗体及其效价，辅助诊断疾病或进行流行病学调查，如：肥达反应、外斐反应、瑞特反应等。也常用于输血前供受者红细胞和血浆的交叉配血。

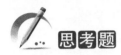

思考题

1. 玻片法血型鉴定中，若红细胞悬液浓度过高或过低会对实验结果有何影响？
2. 可能引起凝集试验出现非特异性凝集的因素有哪些？

（蒋红梅）

实验六　间接凝集试验

将可溶性抗原（或抗体）先吸附于一种与免疫无关的、适当大小的颗粒性载体表面，然后与相应抗体（或抗原）作用，在适当条件下出现特异性的凝集现象，称为间接凝集试验，也称被动凝集试验。现以胶乳凝集试验检测类风湿因子为例介绍间接凝集试验。

【实验原理】

类风湿关节炎患者可产生抗自身 IgG 的自身抗体，即类风湿因子（rheumatoid，RF），RF 具有与人变性 IgG 结合的能力。将人变性 IgG 和聚苯乙烯胶乳颗粒表面结合，制成致敏颗粒，与患者血清反应。根据胶乳凝集现象判断血清中是否含有 RF。

【主要试剂与器材】

1. 类风湿胶乳诊断试剂（已知抗原）　人变性 IgG 致敏胶乳颗粒。
2. 待检血清。
3. 类风湿因子阳性对照血清、阴性对照血清。
4. 生理盐水。
5. 黑色反应板、微量加样器等。

【操作方法】

1. 试剂从冰箱取出后平衡至室温（18～25℃），轻轻混匀胶乳试剂。
2. 56℃ 30 分钟灭活待检血清。
3. 定性试验

（1）在反应板格上做好标记，设 3 格，分别加稀释待检血清 20μl、阳性和阴性对照血清各 1 滴（约 50μl）。

（2）分别向 3 格内加类风湿胶乳诊断试剂各 1 滴，充分混匀，2 分钟后观察结果。

4. 半定量试验

笔记

（1）待检血清倍比稀释　定性试验结果为阳性时，取 4 支小试管分别加生理盐水 100μl，在第 1 管中加入待检血清 100μl，混匀后取 100μl 加入第 2 管，混匀后取 100μl 加入第 3 管，如此稀释至第 4 管，各管稀释比例依次为：1:2、1:4、1:8、1:16。

（2）加待检血清　取反应板 6 格，分别加入不同稀释度的血清各 20μl，阴性对照血清 1 滴，阳性对照血清 1 滴。

（3）加胶乳试剂　6 格中分别加入胶乳试剂 1 滴，混匀，2 分钟后观察结果。

【结果判定】

1. 定性试验

阳性对照（≥20U/ml）：胶乳颗粒凝集且液体澄清。

阴性对照（<20U/ml）：胶乳颗粒不凝集仍为白色均匀悬液。

待检血清结果判读：与对照比较，出现凝集为 RF 阳性，不出现凝集为 RF 阴性。

2. 半定量试验　凝集效价：以出现明显凝集的血清最高稀释度为 RF 效价。

3. 参考区间　正常人血清 RF：阴性（<20U/ml）。

【注意事项】

1. 血清标本应新鲜，贮存于 2~8℃ 48 小时内使用，时间过长须置 -20℃ 保存。

2. 待测标本不得使用血浆。

3. 搅拌用的竹签等勿混用，以免出错。

4. 滴加各种试剂时，应尽量保证液滴大小一致。

5. 若阴性对照、阳性对照结果出现异常，则实验无效。

6. 试剂保存在 4℃，切勿冻存，不同批次试剂不得混用。

7. 用胶乳凝集试验只能检测 RF 的 IgM 类。

【方法评价】

间接凝集试验操作简便、快速，无需特殊仪器设备，因此在临床检验中应用广泛。

【临床应用】

间接凝集试验既能检测可溶性抗原，也能检测抗体。常用于检测针对细菌、病毒、螺旋体、寄生虫等病原体的抗体；某些自身抗体如类风湿因子、抗核抗体；或变应原抗体如青霉素抗体、某些花粉抗体等。

思考题

1. 间接凝集试验中载体起何作用？

2. 简述胶乳凝集试验检测 RF 的原理。

（蒋红梅）

实验七　抗人球蛋白试验

不完全抗体是机体受某些抗原刺激后产生以 7S 大小的 IgG 类抗体为主的抗体，由于体积小、长度短，因此只能与单一细胞抗原表位结合，不能同时与相邻 2 个红细胞上的抗原表位连接，不出现肉眼可见的凝集反应。Coombs 利用含不完全抗体的血清免疫动物，获得抗球蛋白抗体，该抗体可以连接已结合不完全抗体的抗原，起桥梁作用，使反应体系出现凝集，故称 Coombs 试验，又称抗人球蛋白试验。抗人球蛋白试验用于检测不完全抗体，根据检测对象不同，可分为直接法和间接法。

一、直接 Coombs 试验

【实验原理】

将抗人球蛋白试剂直接加至已经结合不完全抗体的红细胞（即致敏红细胞），可见致敏红细胞凝集，这种直接检测红细胞上有无不完全抗体的试验称为直接 Coombs 试验。

【主要试剂与器材】

1. 待检样本　待检红细胞悬液（5%）。

2. 抗人球蛋白试剂。

3. 阳性对照细胞悬液　1 份市售抗 Rh（D）试剂（效价≥1:8）+1 份 Rh（D）阳性 O 型红细胞混匀，37℃水浴 30 分钟，用生理盐水配成 5% 红细胞悬液，当天使用。

4. 阴性对照细胞悬液　正常 O 型红细胞悬液（5%）。

5. 生理盐水。

6. 试管（75×12mm）、吸管、记号笔、离心机、37℃水浴箱等。

【操作方法】

1. 取 3 支干燥试管，分别标记为待检管、阳性对照管、阴性对照管。

2. 取待检者抗凝血，生理盐水洗涤 3 次（2000 转/分钟离心，5 分钟/次），最后一次离心后弃上清，将 1 体积压积红细胞加入 20 体积生理盐水，配成 5% 红细胞悬液。

3. 取待检红细胞悬液、阳性对照红细胞悬液、阴性对照红细胞悬液各 1 滴，分别加入受检管、阳性对照管、阴性对照管。

4. 在上述 3 个试管中各加 1 滴相应抗人球蛋白试剂。操作程序见表 7-1。

5. 轻轻混匀各试管，1000 转/分钟离心 1 分钟，轻轻摇动，观察管底凝集情况。

表 7-1　直接 Coombs 试验操作程序

反应物（滴）	待检管	阳性对照管	阴性对照管
待检红细胞悬液	1	-	-
阳性红细胞悬液	-	1	-
阴性红细胞悬液	-	-	1
抗人球蛋白试剂	1	1	1

【结果判定】

首先观察阴性对照管和阳性对照管，如果阴性对照管无凝集、阳性对照管出现明显凝集，说明结果可信。

如果待检管出现红细胞凝集，表示红细胞上有相应不完全抗体，结果为阳性；如果待检管红细胞不凝集，表示红细胞上没有相应不完全抗体存在，结果为阴性。

【注意事项】

1. 血液标本采集后当天检测，延迟或中途停止可使不完全抗体从细胞脱落，导致假阴性。

2. 红细胞洗涤应充分，用盐水要足量，否则微量残留未结合球蛋白或红细胞悬液中混杂的血清蛋白容易中和抗人球蛋白试剂，出现假阴性。

3. 红细胞洗涤应迅速，并用力冲入管底，使压积于管底的细胞松离，除去红细胞悬液中混杂的血清蛋白。切勿用手指堵住管口，颠倒混匀，防污染来自手部皮肤的蛋白污染。

4. 离心速度和时间十分重要，应按规定进行。原则上应以最小离心力和最短离心时间能使阳性对照管出现阳性反应为宜。

5. 试剂含有 0.1%（W/V）叠氮钠，如果摄入会中毒，需注意防护。

【方法评价】

直接 Coombs 试验操作简便、快速、敏感，可用在抗体筛选和相容性试验中，但存在一定的局限性。

【临床应用】

直接 Coombs 试验在临床上主要是检查待检者红细胞表面是否结合有不完全抗体，常用于胎儿有核红细胞增多症、新生儿溶血症、自身免疫性溶血性贫血、药物诱发的溶血性贫血、特发性自身免疫性贫血以及溶血性输血反应等疾病的检测。该试验用于检查待检红细胞表面有无不完全抗体，不能凭试验结果确诊疾病，仅能帮助鉴定溶血是否有免疫基础，以及免疫性溶血性贫血的类型，辅助临床诊治。

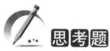 思考题

1. 直接 Coombs 试验什么情况会出现假阳性或假阴性结果？
2. 直接 Coombs 试验的影响因素有哪些？

二、间接 Coombs 试验

【实验原理】

用已知抗原的红细胞检测待检者血清中游离的不完全抗体，或用已知抗血清检测红细胞上的相应抗原，称为间接 Coombs 试验。37℃条件下如待检血清含有不完全抗体，将其与具有相应抗原表位的红细胞反应，抗原抗体作用可使红细胞致敏，再加抗人球蛋白试剂，与红细胞上不完全抗体结合，能够出现肉眼可见的凝集。

【主要试剂与器材】

1. 待检血清（或已知抗体的血清）。

2. 抗人球蛋白血清。

3. 5% 已知抗原的红细胞悬液（或 5% 待检红细胞悬液）。

4. 5% Rh（D）阳性红细胞悬液。

5. 抗 Rh（D）血清、AB 型血清。

6. 生理盐水。

7. 试管（75×12mm）、吸管、记号笔、离心机、37℃ 水浴箱等。

【操作方法】

1. 取 3 支干燥试管，分别标记为待检管、阳性对照管、阴性对照管。

2. 取 2 滴待检血清，加入 1 滴 5% 已知抗原的红细胞悬液（或待检 5% 红细胞悬液加入已知抗体的血清）。如血清与红细胞存在相应的特异性抗原抗体，则使红细胞致敏。

3. 将其余反应物加入相应试管。操作程序见表 7-2。

4. 充分混匀，37℃水浴 1 小时，用生理盐水洗涤 3 次，末次洗涤后，将上清液除尽，并用滤纸将附着于管口的盐水吸去，每管依次加入生理盐水 1 滴，混匀成红细胞悬液。

5. 在各试管中加入 2 滴抗人球蛋白血清，混匀，1000 转/分钟离心 1 分钟，轻轻混合后观察结果。

表 7-2 间接 Coombs 试验操作程序

反应物（滴）	待检管	阳性对照管	阴性对照管
血清（待检或已知）	2	-	-
5% 红细胞悬液（已知或待检）	1	-	-
抗 Rh（D）血清	-	2	-
AB 型血清	-	-	2
5% Rh（D）阳性红细胞悬液	-	1	1
抗人球蛋白血清	2	2	2

【结果判定】

1. 阳性对照管凝集，阴性对照管不凝集，待检管出现凝集则结果为阳性，表示待检血清中含有不完全抗体（或受检红细胞上有相应抗原）。

2. 测定效价：如待检血清中有不完全抗体，可将待检血清用生理盐水作倍比稀释，进行效价测定。

【注意事项】

1. 抗体吸附在相应红细胞上的程度与致敏时间有关。37 ℃水浴条件下如致敏 1 小时，则血清中75% 抗体可吸附于红细胞，如致敏 2 小时，则抗体吸附达95%。如以低离子强度盐水溶液（LISS）代替生理盐水配制 5% 红细胞悬液，则致敏时间可大大缩短，多数抗体经致敏 15～30 分钟即可，但抗 Fy 和抗 Jk 抗体需较长孵育时间。

2. 如为阴性结果，最好进行再次核实，即在该试管中再加 1 滴抗 Rh（D）致敏红细胞，如结果为阳性，表示试管内抗球蛋白试剂未被消耗，阴性结果可靠。

3. 其余参见直接 Coombs 试验。

【方法评价】

间接 Coombs 试验更为敏感，通过检测血清中有无游离的不完全抗体，间接估计出体内抗红细胞抗体的数量，判断预后。临床上也可用于鉴定自身抗体性质。间接 Coombs 试验的诊断价值不如直接 Coombs 试验，操作程序繁杂、费时，且只能用于部分特殊样本的确证试验，不能用于临床样本的常规检测，在应用上有一定限制。

【临床应用】

间接 Coombs 试验在临床上多用于血型鉴定。如为了及早发现和避免新生儿溶血症的发生，检测母体 Rh（D）抗体时，凡用酶法或其他方法检测红细胞为 "Rh（D）" 阴性，必须用本法加以验证，排除弱 D 型。间接 Coombs 试验亦可对红细胞抗原不相容性输血所产生的血型抗体进行检测。

Coombs 试验除了广泛应用于血液病的检测外，还可采用专一特异性的抗球蛋白血清（如抗 IgG 血清、抗 IgA 或抗 IgM 等）分析结合于红细胞上不完全抗体的免疫球蛋白亚类，进行抗体的检出和鉴定。

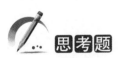

思考题

1. 间接 Coombs 试验什么情况会出现假阳性或假阴性结果？

2. 抗人球蛋白试验直接法和间接法有何异同？

（李覃）

实验八　双向免疫扩散试验

可溶性抗原与抗体在琼脂中各自向对方扩散，在比例适宜处形成抗原抗体沉淀线的试验称为双向免疫扩散试验，可分为平板法和试管法两种，目前最常用的是平板法。本试验以平板法为例介绍双向免疫扩散试验。

【实验原理】

可溶性抗原与相应抗体在琼脂中相应孔内分别向周围自由扩散。在抗原与抗体孔之间，向四周自由扩散的抗原与抗体相遇时发生特异性反应，在浓度比例合适处出现可见的白色沉淀线。根据沉淀线的位置、形状及对比关系，可对抗原或抗体进行定性分析。

【主要试剂与器材】

1. 抗原及相应抗体　抗原为人 IgG，抗体为羊抗人 IgG 免疫血清。

2. 阳性对照血清。

3. 巴比妥缓冲液　pH 8.6，0.1mol/L 巴比妥 – 巴比妥钠缓冲液（巴比妥钠 10.3g，巴比妥 1.84g，硫柳汞 100mg，蒸馏水加热溶解并定容至 500ml）。

4.1% 琼脂糖　1g 琼脂糖加 100ml 上述巴比妥缓冲液。

5. 载玻片、打孔器和挑针、下口径 2mm 滴管、加样器、湿盒、记号笔、37℃ 水浴箱、微波炉等。

【操作方法】

1. 制板　将 1% 琼脂糖煮沸或用微波炉加热至溶解，取洁净干燥的载玻片置于水平台上，吸管吸取 5ml 迅速倾至载玻片，制成厚度约 3mm 的琼脂糖凝胶板，室温自然冷却。

2. 打孔　待琼脂凝固后用 3mm 打孔器打孔。如图 8 – 1。共打 7 个孔，中央 1 孔，周围 6 孔，孔间距约 3～5mm。为便于识别加样方向或区分不同组别，可在凝胶边缘打孔或切角标记。

3. 加样　中央孔加适当浓度的抗原，周围 1～4 孔加入不同浓度免疫血清（1：5、1：10、1：20、1：40），10μl/孔。第 5 孔加入生理盐水作阴性对照，第 6 孔加阳性对照血清（图 8 – 1）。

4. 温育　加样后，将琼脂板平放于加盖湿盒内，37℃ 温箱孵育，24～48 小时观察结果。

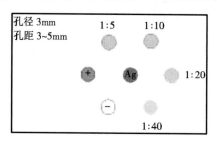

图 8 – 1　双向免疫扩散试验加样示意图

【结果判定】

观察抗原抗体产生的白色沉淀线数目及特征。本试验中，1 至 4 孔与中央孔之间可出现白色沉淀线，且随血清浓度降低颜色逐渐变浅，以出现白色沉淀线的最高稀释孔稀释倍数表示该免疫血清的效价。

如果检测抗原或比较抗原差异时，中央孔加标准血清，待测抗原或需比较的抗原置于周围孔。若出现融合性沉淀弧（吻合），表明待检抗原与标准抗原为同种抗原；若融合性沉淀弧出现支线（相切），表明两孔中抗原有相同部分；若两沉淀线独自形成并形成交叉（相交），表明两孔中的抗原完全不同（图 8 – 2）。

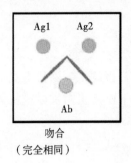 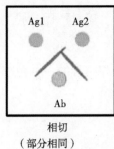 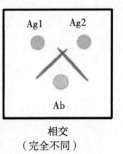

Ag1：标准抗原

Ag2：待检抗原

吻合　　　　　　　　相切　　　　　　　　相交

（完全相同）　　　（部分相同）　　　（完全不同）

图 8 – 2　双向免疫扩散试验抗原性质分析示意图

【注意事项】

1. 玻片要清洁干燥、边缘整齐。浇制琼脂板时，一次性迅速完成，防止形成气泡或在移液管中凝固。

2. 打孔时要圆整光滑，避免产生裂缝，可用针小心挑出孔内琼脂。

3. 加样时应尽量避免产生气泡或加到孔外，务必使每个孔都既被加满又不使样品溢出孔外。每加一样品都需更换滴管。

4. 温育时间要适宜，时间过长，沉淀线可解离导致假阴性、不出现或不清楚。

5. 37℃扩散后，可置冰箱放置一定时间后观察结果，此时沉淀线更加清晰。

【方法评价】

双向免疫扩散试验的方法简便易行，结果稳定可靠，但敏感度较低，试验所需时间较长，只能定性，不能定量，仅适用于大量普查项目。

【临床应用】

双向免疫扩散试验可根据沉淀线的位置、数量、形状以及对比关系，对抗原或抗体进行定性分析，常用于抗原和抗体分子量分析、抗原性质分析以及抗体效价测定（图 8 – 3）。临床曾用于诊断和分析某些疾病，如检测 AFP、HBsAg 等。

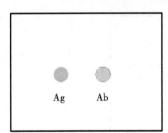 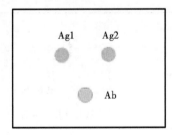 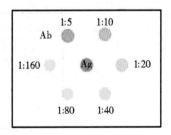

图 8 – 3　双向免疫扩散试验常用模式示意图

思考题

1. 影响双向免疫扩散试验结果的因素有哪些？

2. 试用双向免疫扩散设计一个抗原性质分析的试验。

（李章）

实验九　免疫电泳

免疫电泳是区带电泳和双向免疫扩散试验相结合的一种免疫分析技术。该技术既有抗原抗体反应的高特异性，又有电泳分离技术的高分辨力特点，常应用于血清蛋白抗原或抗体成分的分析。

【实验原理】

将蛋白抗原在琼脂凝胶上电泳，样品中不同的蛋白抗原因其分子量、所带电荷及其构型的不同，电泳迁移率各异，而被分离成肉眼不可见的若干区带。停止电泳后，在与电泳方向平行的琼脂槽内加入相应抗体，进行双向免疫扩散。分离成区带的各种抗原成分与相对应的抗体在二者比例合适之处形成肉眼可见的弧形沉淀线。根据沉淀线的数量、位置和形状，可对样品中所含成分的种类和性质进行判定。

【主要试剂与器材】

1. 待检标本　正常人血清、待检血清。

2. 缓冲液　0.05mol/L pH 8.6 巴比妥。

3. 1% 琼脂糖　用 0.05mol/L pH 8.6 巴比妥缓冲液配制。

4. 抗血清　兔抗人全血清。

5. 染料　溴酚蓝。

6. 仪器　电泳仪、电泳槽、温箱。

7. 附件　载玻片、吸管、打孔器、毛细滴管、挖槽刀、湿盒、滤纸、水平台。

【操作方法】

1. 制备琼脂板　将洁净载玻片置于水平台上，用吸管吸取热融的 1% 琼脂糖浇板，厚度 1.5～1.8mm，待琼脂糖晾凉凝固后打孔及开槽（图 9 - 1），中间槽以 2 片间隔 1.5～2.0mm 的刀片割制，挑去孔内琼脂，槽内琼脂暂不挑出。

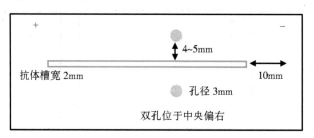

图 9 - 1　免疫电泳琼脂板制备示意

2. 加样　先对待检血清和正常人血清用巴比妥缓冲液 1:2 稀释，再用毛细滴管或微量加液器分别加入两个样品孔中。可在正常人血清中加入微量溴酚蓝染液，使白蛋白着色，以便于观察白蛋白的电泳速度和位置。

3. 电泳　以 0.05mol/L pH 8.6 巴比妥缓冲液为电泳槽缓冲液，将加样后的琼脂板置于电泳槽上，样品孔靠近阴极端，用缓冲液浸湿的双层滤纸搭桥，以稳定端电压 80V 电泳 1.5 小时，待白蛋白电泳至琼脂板阳极端 1.0cm 处，终止电泳。

4. 双向免疫扩散　电泳毕，取出琼脂板，挑弃槽内琼脂，用毛细滴管将兔抗人全血清充满槽内。将琼脂板置于湿盒内，水平放置于 37℃ 温箱。24 小时后观察结果，或经染色、干燥后保存。

笔记

【结果判定】

根据样品沉淀线的数量、位置和形状，与正常人血清形成的沉淀线比较，对被检血清成分的种类及其性质进行分析、鉴定（图9-2）。

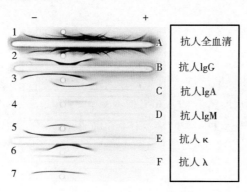

图9-2 免疫电泳结果图

【注意事项】

1. 抗体明显过剩，可出现多条同心沉淀弧；抗原明显过剩，可使沉淀弧增宽，边缘不清甚至消失；如样品中抗原浓度高于20g/L，应使用缓冲液稀释后再进行电泳和扩散。

2. 所使用的抗血清最好为免疫2只以上动物的抗血清混合物，以增加抗血清的抗体谱。

3. 浇制的琼脂板，要求厚度均匀、无气泡。打孔挖槽时，要求外壁整齐，防止琼脂破裂。

4. 扩散过程中需要在不同时间进行结果观察，做好记录。因抗原明显过剩时，在最初几个小时内会出现沉淀弧，但随着扩散时间的延长又会消失。

5. 每次电泳后应倒换正、负电极，或将两槽缓冲液混合后再次使用。

【方法评价】

免疫电泳的优点是分辨率高，可鉴定蛋白质类混合抗原物中各种组分的数目和性质。但其分辨率受抗原与抗体的比例、抗血清的抗体谱、缓冲液强度、琼脂质量与浓度和电流电压等多种因素的影响。

【临床应用】

免疫电泳临床主要用于骨髓瘤抗体的分析诊断，蛋白质类抗原或抗体纯度、性质以及类型的分析和鉴定。

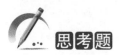思考题

免疫电泳为什么能对蛋白抗原及抗体成分进行分析？

（李丽）

实验十 免疫固定电泳

免疫固定电泳是将电泳和沉淀反应相结合的一种免疫化学分析技术。免疫固定电泳具有特异性强、分辨率高、快速的优点，可用于血清各种蛋白的鉴定。本实验以测定 M 蛋白为例介绍免疫固定电泳技术。

【基本原理】

将血清蛋白质在琼脂糖凝胶介质上经区带电泳分离，再将固定剂和各种型别的免疫球蛋白

笔记

及其轻链抗血清加于凝胶表面的泳道，经孵育，固定剂和抗血清在凝胶内渗透并扩散，若有对应的抗原存在，则在相对应的位置上形成抗原抗体复合物，洗脱游离的抗体，将电泳凝胶经考马斯亮蓝染色后，蛋白质电泳参考道和抗原抗体沉淀区带被着色。根据电泳移动距离及其沉淀着色条带判断单克隆组分。

【主要试剂与器材】

1. 待检血清   M 蛋白血清。

2. 染色液   用 1L 5% 冰醋酸溶解，放在摇床上混匀 12 小时，过滤后备用。

3. 脱色液   用 1L 蒸馏水溶解，15～30℃保存。

4. 洗涤液   8L 蒸馏水溶解 Tris 缓冲液，15～30℃保存。

5. 抗血清。

6. 电泳介质。

7. 电泳仪。

8. 电泳胶片 15～30℃保存，不可冷藏或冷冻。

9. 滤纸 C、D 和滤纸梳。

10. 点样刀锋。

【操作方法】

1. 待检血清处理   用生理盐水稀释待检血清，其中加于第一泳道的血清稀释 3 倍，而加于第 2～6 泳道的血清稀释 5 倍。

2. 区带电泳

（1）上样   将 17μl 稀释的待检血清加至免疫固定专用的样本盘中。

（2）点样   取一片点样刀锋放在自动加样器 4、10、16 号位。

（3）胶片准备   将 2ml 电泳介质加到电泳槽中，取出胶片，擦去胶片背面多余液体，揭去胶面保护膜，胶片平放于电泳槽中，擦去边缘多余的电泳介质，用滤纸 C 吸去多余的电泳介质，放上碳棒，准备电泳。

（4）电泳   盖上电泳槽盖，按"SELECT TEST"选择"SERUM IFE"为电泳项目。按"START"--》"START"--》"CONTINUE"开始电泳（21℃ 650V 7 分钟）。电泳结束，仪器报警提示，打开电泳槽盖，移去碳棒，除去盐桥。

3. 沉淀反应

（1）加抗血清   将加抗血清的板置于电泳槽中固定位置上，于相应的孔中加入 50μl 对应抗血清。第一泳道作为参考道加蛋白固定液，第二泳道加抗 IgG 单抗，第三泳道加抗 IgA 单抗，第四泳道加抗 IgM 单抗，第五泳道加抗轻链 κ 单抗，第六泳道加抗轻链 λ 单抗。按下仪器的 TEST SELECT/CONTINUE 键，开始孵育，仪器倒计时 10 分钟。

（2）烘干   将试剂盒中配套的滤纸梳插入加抗血清的孔中，以吸去多余的抗血清，按下 TEST SELECT/CONTINUE 键，仪器计时 2 分钟；除去加样梳，移去抗血清板，同时取一片滤纸 D 放于胶片上，抚平，吸去多余的抗血清；按下 TEST SELECT/CONTINUE 键，计时 10 分钟；除去滤纸 D，按下 TEST SELECT/CONTINUE 键，烘干。

（3）染色   将烘干后的胶片挂在染色架上，放入染色槽内。按"SELECT   TEST"选择"SERUM IFE"为操作项目。按"START"----》"START"----》"CONTINUE"染色。染色毕，仪器报警提示，取出染色架及胶片。

4. 扫描   启动扫描仪，将胶片放在扫描仪圆孔在左侧上方，运行 PT 扫描软件，扫描后出现扫描图谱。

【技术流程】

自动免疫固定电泳系统基本技术流程如图 10 - 1 所示。

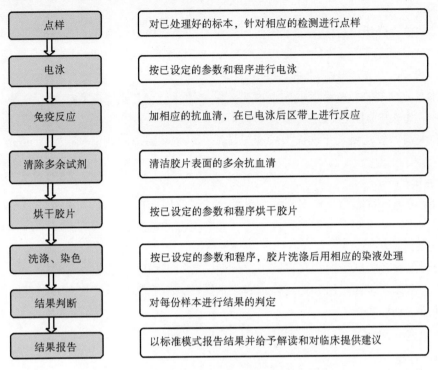

点样	对已处理好的标本，针对相应的检测进行点样
电泳	按已设定的参数和程序进行电泳
免疫反应	加相应的抗血清，在已电泳后区带上进行反应
清除多余试剂	清洁胶片表面的多余抗血清
烘干胶片	按已设定的参数和程序烘干胶片
洗涤、染色	按已设定的参数和程序，胶片洗涤后用相应的染液处理
结果判断	对每份样本进行结果的判定
结果报告	以标准模式报告结果并给予解读和对临床提供建议

图 10 - 1　自动免疫固定电泳系统基本技术流程图

【结果判定】

对染色烘干的胶片进行判读，第一泳道作为血清蛋白分子量的参考道，观察第 2～6 泳道有无对应的特异性单克隆免疫球蛋白条带出现（图 10 - 2）。

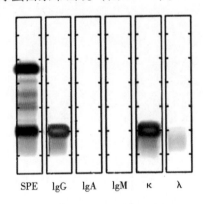

图 10 - 2　免疫固定电泳结果图（IgGκ 型）

【注意事项】

1. 样本的处理

（1）免疫固定电泳的血清需要新鲜，为避免抗原过剩所引起的带现象，加样前血清应先作适当稀释并混匀。

（2）免疫固定电泳的标本不能使用血浆，因纤维蛋白原可在点样处呈现条带，导致对试验结果作出错误的解释（与丙球血症混淆）。

（3）总免疫球蛋白水平 >20g/L 时，稀释剂量要加倍；总免疫球蛋白水平 <5g/L 时，稀释剂量要减半。

（4）含有冷球蛋白或冷凝胶的样本经冷藏或冰冻后，会变得黏稠或混浊，可能因为扩散障碍而出现点样问题，这种情况可添加 25µl 液化剂于 75µl 血清中，混匀 15 秒后再按程序继续进行。

（5）某些单克隆蛋白可能因多聚体而导致所有的免疫固定泳道上均出现单克隆片段。这种情况下可加 25µl 还原剂（1% β–巯基乙醇）于 75µl 血清中混匀，同时保证其反应至少 15 分钟（至多 3 小时），再按程序进行检测。

2. 电泳之前，凝胶与电泳槽的贴合面应充满电泳介质，并确保两者之间无气泡。抗血清加入后，应确保血清与凝胶之间无气泡。

3. 染色之前，胶片要置于洗涤液中充分洗涤，以去除游离的血清和抗血清成分，降低染色后凝胶的背景色。

【方法评价】

免疫固定电泳的优点是分辨率高、敏感度高、操作周期短（仅需数小时）、结果易于分析。与免疫电泳相比，免疫固定电泳节省抗血清，具有更低的检测成本。

【临床应用】

本法可对各类免疫球蛋白及其轻链进行分型，常用于临床 M 蛋白的鉴定。一般用于单克隆免疫球蛋白增殖病、本周蛋白和游离轻链病、重链病、多克隆免疫球蛋白病以及脑脊液寡克隆蛋白的诊断与鉴别诊断。

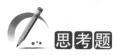

结合自己实验室的免疫固定电泳分析系统，简述血清免疫固定电泳的影响因素及其克服方法。

（李丽）

实验十一　免疫比浊测定

免疫比浊测定属于液相沉淀试验，根据检测方式的不同分为透射免疫比浊法和散射免疫比浊法。本实验以人 IgG 测定为例介绍终点透射免疫比浊法。

【实验原理】

当 IgG 与抗体在特殊稀释系统中反应而且比例合适时，形成的可溶性免疫复合物在稀释系统中的促聚剂（聚乙二醇等）作用下，自液相析出，形成微粒，使反应液出现浊度。当抗体浓度固定时，形成的免疫复合物的量随着待测抗原量的增加而增加，反应液的浊度也随之增加。通过测定反应液的浊度与一系列标准品对照，即可计算出待测抗原的含量。

【主要试剂和器材】

1. 待测血清。

2. 人 IgG 标准品　用缓冲液将人 IgG 标准品稀释成系列浓度。

3. 抗人 IgG 血清　预实验选定最适稀释度。

4. 缓冲液　PEG 6000 43.5g、NaF 21.0g、NaCl 9.0g、NaN₃ 1.0g，加蒸馏水溶解后补水至 1000ml。3 号玻璃滤器过滤，室温保存。

5. 加样器、96 孔聚苯乙烯反应板、水浴箱或恒温培养箱、酶联免疫检测仪等。

【操作方法】

1. 在聚苯乙烯反应板空白孔内加入稀释的抗人 IgG 血清 335μl。

2. 在聚苯乙烯反应板待测孔内加入稀释好的抗人 IgG 血清 330μl，再加入待测血清 5μl。置微量振荡器混匀 1 分钟，置 37℃ 温育 30 分钟。

3. 酶联免疫检测仪上用空白孔调零，测定待测孔 495nm 波长下的吸光度值。

4. 将稀释的系列浓度人 IgG 标准品按以上相同方法测定，以 IgG 含量为横坐标，相应吸光度值为纵坐标，绘制标准曲线。

【结果判定】

根据待测血清的吸光度值在标准曲线上找到相应的 IgG 含量。

【注意事项】

1. 溶血和脂血可能会影响测定结果。

2. 抗人 IgG 血清要求特异性强且效价高（双向免疫扩散试验效价 1∶32 以上）。

3. 标准曲线需与待测血清同时制备，不可一次做成反复使用。

4. 为保证实验精度，需建立室内质控。

【方法评价】

免疫比浊测定相对于其他沉淀试验类型，其具有稳定性好、敏感性高、精确度高、干扰因素少、结果判断客观、准确等优点。当其与现代光学仪器和计算机分析技术结合时，即可实现自动化检测，更便于及时将各种信息向临床反馈，既可节约人力、物力，又便于大批量样品的检测。

【临床应用】

此方法是测定 IgG 含量的微量免疫比浊实验，目前已有多种自动化测定仪器配套的商品试剂盒。除测定血清中 IgG 的含量外，还可以用于其他体液的测定，如脑脊液中 IgG 含量测定。

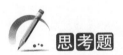
思考题

影响免疫比浊测定的因素有哪些？

（谷俊莹）

实验十二 血清总补体溶血活性测定

补体是存在于人或动物血清中的一组具有酶活性的球蛋白，是抗体发挥溶细胞作用的补充免疫活性分子，参与维护机体内环境的稳定。正常人血清中的补体活性及含量相对稳定，在某些疾病发生及病情变化情况下补体活性和含量可出现波动。因此，临床上动态观察血清总补体溶血活性，对一些疾病有辅助诊断意义。

【实验原理】

绵羊红细胞（SRBC）与相应抗体结合形成的致敏红细胞可激活补体，从而导致 SRBC 溶解。当致敏红细胞浓度恒定时，溶血程度与补体的活性成正比。将待检血清作一系列稀释后，分别加入抗体致敏的红细胞进行反应，测定溶血程度，可判定待检血清的总补体活性。由于溶血程度在 50% 附近（30% ~70%）时，补体的用量稍有变化就会对溶血程度产生很大的影响，即是以 50% 溶血作为反应终点比以 100% 溶血作为终点更为敏感，因此该试验又称为补体 50%

溶血试验，即 CH$_{50}$ 试验。

【主要试剂与器材】

1. pH 7.4 巴比妥缓冲液（BBS）。

2. 溶血素（抗 SRBC 抗体）　参照第一单元实验一的方法制备或购自试剂公司。实验一般使用 2 个溶血单位（2U 溶血素），用 BBS 稀释。

3. 2% SRBC　取新鲜脱纤维或 Alsever 液保存绵羊血，加数倍量的生理盐水混匀，2000 转/分钟离心 10 分钟，弃上清。如此洗涤 2 次，第 3 次用 BBS 洗涤后，取管底压积红细胞用 BBS 配成 2% 细胞悬液。为了使悬液浓度标准化，可取 2% SRBC 0.2ml 加入 BBS 4.8ml 稀释 25 倍，用分光光度计于波长 542nm 处测定其透光率，要求达到 40%。若有偏差，应进行校正。

4. 待检血清、生理盐水、17g/L 高渗盐水。

5. 离心机、试管、吸管、恒温水浴箱、分光光度计、比色杯等。

【操作方法】

1. 稀释待检血清　吸取待检血清 0.2ml，加 BBS 3.8ml，将血清进行 1:20 稀释。

2. 制备 50% 溶血标准管　吸取 2% SRBC 悬液 0.5ml，加蒸馏水 2.0ml，混匀使红细胞全部溶解；加入 17g/L 高渗盐水 2.0ml 使之成为等渗溶液，再加入 2% SRBC 悬液 0.5ml，即成为 50% 溶血管。

3. 正式试验　取 8 支试管按顺序编号，然后按照表 12-1 所示加入各试剂，将各管混匀，置 37℃ 水浴 30 分钟。

【结果判定】

将各反应管经 2500 转/分钟离心 5 分钟后，先观察致敏 SRBC 对照（第 1 管），应完全不溶血。用目测法观察各管溶血程度，并与 50% 溶血标准管比较，选择与标准管最接近的两管，再用分光光度计于波长 542nm 进行比色测定。以缓冲液作为空白，校正零点，找出透光率与标准管最接近的一管，根据该管的血清用量，求出总补体溶血活性。

$$补体溶血活性（U/ml）= \frac{1}{血清用量（ml）} × 稀释倍数$$

用 CH$_{50}$ 法测定血清总补体活性时，所测得的值与反应体积有关，反应体积大，测得的值略小。在表 12-1 方法中，反应体积为 2.5ml，CH$_{50}$ 正常参考值范围：50～100U/ml。

表 12-1　血清总补体溶血活性测定（剂量单位：ml）

试管号	巴比妥缓冲液	1:20 稀释血清	2% SRBC	2U 溶血素		补体溶血活性
1	1.50	–	0.5	0.5		–
2	1.35	0.15	0.5	0.5		133
3	1.30	0.20	0.5	0.5	37℃	100
4	1.25	0.25	0.5	0.5	水浴	80
5	1.20	0.30	0.5	0.5	30min	66.6
6	1.15	0.35	0.5	0.5		57.1
7	1.10	0.40	0.5	0.5		50
8	1.05	0.45	0.5	0.5		44.4

【注意事项】

1. 待检血清必须新鲜，如放置室温 2 小时以上，可使补体活性下降。待检血清还应无溶血、无污染等。

2. 实验器材应清洁，残留的酸碱等化学物质均可破坏补体。

3. 绵羊红细胞等试剂应新鲜配制。

4. 补体的溶血活性可受多种因素影响，如溶液的酸碱度变化、钙和镁离子增加等均可使补体溶血活性下降；绵羊红细胞浓度和致敏 SRBC 吸附溶血素的量等可直接影响溶血程度，当每一致敏 SRBC 吸附的抗体分子少于 100 时，溶血程度随红细胞浓度的增加而减少，当用高浓度溶血素致敏时，溶血程度则随红细胞浓度的增加而增加。

5. 补体性质不稳定，所以需对试验的条件和各个环节加以严格控制。

【方法评价】

本方法快速、简便，但敏感性较低，结果易受多种因素的影响，主要用于测定补体经典激活途径的溶血功能，不能测定补体蛋白的绝对值。

【临床应用】

血清总补体溶血活性测定临床主要应用于一些疾病的辅助诊断。补体活性升高多见于各种传染病、组织损伤、急性炎症和肿瘤病人，这可能与炎症感染过程中一些因子促进补体合成有关，但在病情危重时，总补体活性往往下降。补体活性降低多见于免疫复合物型超敏反应，如系统性红斑狼疮活动期、急性肾小球肾炎、类风湿关节炎和严重肝病等。

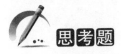

1. 补体溶血活性测定结果受哪些因素影响？

2. 补体的溶血活性为何以 50% 溶血程度（CH_{50}）作为判定反应终点的指标，而不用 100% 溶血程度？

（谷俊莹）

笔记

第三单元　标记免疫技术

标记免疫技术是基于标记（示踪）和免疫（抗原－抗体）的分析方法。所谓"标记"是用高灵敏度物质如放射性核素、荧光素等标记在抗原或抗体上，通过检测示踪物质即可实现对微量抗原或抗体的检测。所谓"免疫"指抗原－抗体的特异性结合，即抗原和相应抗体在一定条件下发生特异性结合的现象；由于二者之间的特异（互补）性关系，采用已知抗原可检测未知抗体，反之采用已知抗体可检测未知抗原。标记免疫技术集示踪技术的高敏感性和免疫分析的高特异性于一体，赋予其较高特异性和较高敏感性。如今，标记免疫技术广泛应用于体内激素水平、药物浓度、肿瘤发生早期标志物、心肌梗死标志物等微量或超微量物质的检测，同时也应用于感染性疾病病原体的检测。本单元主要介绍荧光免疫技术、酶免疫技术、发光免疫技术和胶体金免疫技术。

实验十三　荧光标记抗体的制备

荧光标记抗体是荧光免疫技术中基本的检测试剂。用于荧光素标记的抗体应具有高特异性和高亲和力，所用抗体中不应含有针对标本中正常组织的抗体。本实验以异硫氰酸荧光素（FITC）标记抗体为例介绍荧光标记抗体的制备。

【实验原理】

荧光抗体是将荧光素与抗体以化学方式共价结合而成。FITC 的异硫氰基与抗体的自由氨基（主要是赖氨酸的氨基）在碱性溶液中结合形成硫碳酰胺键，使 FITC 和抗体结合而成 FITC－抗体，然后将 FITC－抗体采用凝胶过滤法进行纯化。FITC－抗体结合稳定，不影响抗体活性，并呈现明亮的黄绿色荧光。常用的标记方法有搅拌法和透析法。本实验以搅拌法标记并采用 Sephadex G－25 分离纯化为例。

【主要试剂与器材】

1. 试剂　抗体、FITC、0.5mol/L pH 9.5 碳酸盐缓冲液、0.005mol/L pH 7.0 磷酸盐缓冲液。

2. 器材　紫外分光光度计、铁立架、蝴蝶夹、层析柱、洗脱瓶、搅拌器、磁棒、称量杯、试管、滴管、吸管、吸球、pH 试纸、黑纸。

【操作方法】

1. 抗体标记

（1）量取抗体　将已知浓度的抗体溶液用 0.5mol/L pH 9.5 碳酸盐缓冲液稀释至最终浓度为 20mg/ml。置于有盖的称量杯中，并放入磁棒，用黑纸包好避光。

（2）溶解 FITC　按 FITC/抗体的质量比为 1/100 计算出需要的 FITC 量。即待标记抗体总量（mg）×0.01＝FITC 的量（mg）。将称好的 FITC 放在试管中，避光。再取相当于稀释后抗体溶液体积 1/10 的 0.5mol/L pH 9.5 碳酸盐缓冲液溶解 FITC。

（3）混合 FITC－抗体　开启搅拌器，将溶解后的 FITC 溶液用毛细滴管逐滴滴入含抗体溶液的称量杯中，用 pH 试纸测试 pH，如 pH 低于 9.5，则用 0.2mol/L Na_2CO_3 调整 pH 至 9.5，室温下加盖搅拌 1 小时。

2. 用 Sephadex G –25 装层析柱

（1）准备层析柱　用蝴蝶夹将玻璃层析柱垂直固定于铁立架上，于柱内加入约 1/3 柱高的 0.005mol/L pH 7.0 磷酸缓冲液，赶尽柱内的气泡，关紧止水夹。

（2）调整流速　将经过缓冲液平衡过的 Sephadex G –25 凝胶轻轻搅匀，沿管壁缓缓加满层析柱，待凝胶下沉压积约 1cm 高度时打开止水夹，控制流速为每分钟 20 ~ 30 滴。

（3）填充平衡层析柱　将凝胶不断搅拌加入层析柱，直至凝胶沉积面离管口 4 ~ 5cm 为止。接上 0.005mol/L pH 7.0 磷酸盐缓冲液，流穿层析柱平衡 45 分钟。

3. 标记抗体的纯化

（1）抗体加样　将获得的 FITC –抗体液加入 Sephadex G –25 层析柱表面，上样量为柱床体积的 1/6 ~ 1/10 为宜。

（2）洗脱　用 0.005mol/L pH 7.0 磷酸缓冲液洗脱，控制流速为每分钟 20 ~ 30 滴，可见标记物逐渐向下移动并分离成两个节段，分别为走在前面的淡黄绿色（FITC –抗体）和走在后面的黄色（FITC）节段。

（3）收集洗脱物　待淡黄绿色成分走至离下端 2cm 时，用第 1 支试管开始收集；当淡黄绿色成分出现在洗脱液时，用第 2 支试管收集；待淡黄绿色将消失时，用第 3 支试管收集。

4. 测定洗脱物 A 值

（1）准备紫外分光光度计　将紫外分光光度计开机预热，用 0.005 mol/L pH 7.0 磷酸缓冲液调零。

（2）测定　分别测定上述三管洗脱物的光密度 A 值，记录 A_{495nm} 与 A_{280nm} 的读数。

（3）调整 A 值范围　将第 2 管洗脱物做适当地稀释，使测出的 A 值在 0.2 ~ 0.7 范围内为宜，此时紫外分光光度计的准确性较高。

5. 保存　荧光抗体的保存最好小量分装（0.5ml/瓶），– 20℃冻存可存放 3 ~ 4 年，4℃可存放 1 ~ 2 年。

6. 工作浓度的确定　将荧光抗体做一系列倍比稀释（1:4 ~ 1:256），对切片标本作荧光抗体染色。以能清晰显示特异性荧光且非特异染色弱的最高稀释度为荧光抗体工作浓度。

【结果判定】

根据 A 值，按下列公式计算荧光素（F）与抗体（P）结合比例 F/P 值：

$$（FITC）\ F/P = \frac{2.87 \times A_{495nm}}{A_{280nm} - 0.35 \times A_{495nm}}$$

F/P 值越高，说明抗体分子上结合的荧光素越多，标记抗体的灵敏度就高，但 F/P 过高会增加荧光素标记抗体的负电荷，从而增加与组织细胞的非特异性吸附。一般用于固定样品的荧光抗体以 F/P = 1.5 为宜，用于活细胞的以 F/P = 2.4 为宜。

【注意事项】

1. 影响标记效率的因素有温度、时间、pH、荧光素和蛋白的量等，需注意控制。

2. 在荧光素及其标记抗体的操作过程中应注意避光，搅拌速度应适当，以避免气泡产生。

3. 在层析柱装柱时应注意正确操作，使柱体均匀、柱面平整、无气泡与裂隙。

4. 上样和洗脱时应做到"前切"和"后切"。"前切"指柱顶缓冲液与凝胶平面相切时再加样品；"后切"指样品走至与凝胶平面相切时再加入洗脱缓冲液。

【方法评价】

荧光素标记蛋白质的常用方法有搅拌法和透析法两种。搅拌法的优点是标记时间短、荧光素用量少，但影响因素多，操作不当会引起较强的非特异性荧光染色。透析法适用于标记样品量少、蛋白含量低的抗体溶液；此法标记比较均匀，非特异性染色也较低，但标记时间较长。

【临床应用】

荧光标记的抗体可以作为诊断试剂用于检测和鉴定未知抗原或抗体。

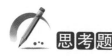

1. 荧光标记抗体的实验过程为何要在碱性缓冲液中进行？
2. 实验操作中应注意哪些方面以控制荧光素标记效率及均匀度？有何意义？
3. 荧光素操作过程为何要注意避光？

（李波）

实验十四　荧光抗体技术

荧光抗体技术是以荧光标记抗体作为主要诊断试剂，借助荧光显微镜等仪器，通过检测组织或细胞表面的抗原实现病原体或组织细胞的鉴定，也可用已知标准化组织抗原实现对病原体抗体和自身抗体检测的一种免疫组织化学技术。根据参与成分和反应的程序不同，荧光抗体技术分为直接法、间接法、补体法、双标记法等。本实验以检测抗核抗体（ANA）为例介绍间接荧光抗体染色技术。

【实验原理】

将待检血清与核抗原片温育，如果待检血清中含有ANA，会与相应的核抗原结合。在第二次温育时，荧光素标记的抗人抗体与结合在核抗原片上的ANA反应，在荧光显微镜下可观察到抗原片上ANA荧光着染强度和核型。

【主要试剂与器材】

1. 动物　小白鼠。

2. 试剂　FITC - 抗人IgG（按说明书用0.01mol/L pH 7.4 PBS稀释至应用浓度）、阳性对照血清、阴性对照血清、0.01mol/L pH 7.2 PBS - Tween20缓冲液、封固剂（0.1mol/L磷酸盐缓冲甘油）、95%乙醇。

3. 器材　荧光显微镜、温箱、微量加样器、试管、载玻片、盖玻片、有盖的搪瓷方盒、玻璃缸、玻片架、吸水纸、手术刀片、风扇、冰箱等。

【操作方法】

1. 制备抗原片

（1）制备肝细胞印片　将小白鼠断颈处死取肝，用手术刀片切成约0.5mm×0.5mm的平面块，用吸水纸吸干渗出的浆液。将切面轻压于载玻片上，使载玻片上粘下薄层肝细胞。

（2）固定　迅速用风扇吹干，95%乙醇固定后，取出风扇吹干，密封于塑料袋内，置冰箱冷冻室保存。

2. 待检血清加样

（1）稀释待检血清　将待检血清按照试剂说明书的效价判断标准（1:40、1:80或1:100），用0.01mol/L pH 7.4 PBS稀释至正常上限。

（2）加样　将稀释后的待检血清50μl加于抗原片上，平置于有盖的湿盒内，置37℃温箱温育30分钟。

笔记

（3）洗涤　用 PBS – Tween20 缓冲液冲洗抗原片 1 秒，然后按顺序立即分别浸入 1、2、3 装有 PBS – Tween20 缓冲液的玻璃缸中，各振荡浸洗 5 分钟（即漂洗三次）。

3. 染色

（1）加 FITC – 抗人 IgG　取出抗原片，在 5 秒内用吸水纸擦去背面和边缘的水分。立即滴加 FITC – 抗人 IgG 50μl，平置于有盖的湿盒内，置 37℃ 温箱温育 30 分钟。

（2）洗涤　取出抗原片，重复步骤 2 的洗涤方法。

（3）封片　取出抗原片，用吸水纸擦去背面和边缘的水分。加 1 滴封固剂，覆以盖玻片。

4. 观察结果　荧光显微镜下观察荧光染色类型和荧光强度。每次试验均应设阳性对照、阴性对照和空白对照。

【结果判定】

细胞核发黄绿色荧光，胞浆不发荧光，表明待检血清 ANA 为阳性；细胞核不显示特异荧光，表明待检血清 ANA 为阴性。阳性待测血清连续稀释后可测定效价，多数试剂盒以 1∶100 以上具有临床诊断价值。

根据细胞核着染荧光的图像，可分为四种荧光核型：①均质型：细胞核呈均匀一致的荧光；②斑点型：细胞核呈现斑点状荧光；③核膜型：细胞核周围呈现荧光，而核中央染色弱或无荧光；④核仁型：核内呈现块状荧光。

【注意事项】

1. 滴加的血清或荧光标记抗体应充分盖满抗原片，同时温育时不让其流失，否则将出现假阴性。

2. 每次冲洗抗原片时应彻底，防止非特异荧光的干扰。

3. 荧光受温度影响较大，封固后应低温避光保存。

4. 荧光染色后的片子应及时观察，不宜放置过久。一般室温可放置 1 小时或 4℃ 放置 4 小时。

5. 反应时应置于湿盒内，防止干燥。

6. 观察结果时应注意与非特异荧光鉴别。后者大小不一、形态不一、边缘不整。

【方法评价】

间接荧光抗体染色法是检测 ANA 的一种简便、快速、敏感的方法，它常作为可疑 SLE 病人的初筛检测项目。缺点是标本不易保存，荧光受到温度影响大，需要荧光显微镜，结果易受主观因素影响。

【临床应用】

荧光抗体技术间接法应用较广，可用于病原微生物鉴定及其抗体的检测、自身免疫病自身抗体的检测、免疫细胞表面抗原检测等。

思考题

1. 抗原基质片有哪几种类型？
2. 荧光抗体染色技术操作中应注意哪些事项？
3. 荧光抗体染色技术在检验医学中有哪些应用？
4. ANA 阳性的主要临床意义有哪些？

附　荧光显微镜简介

与普通光学显微镜一样，荧光显微镜也有物镜、目镜、调焦装置、光源、聚光器、载物

笔记

台、镜身等组成部分。不同的是，荧光显微镜增加了激发光源和滤片系统，它投射到样品上的是特定波长的激发光而不是普通的可见光。在激发光的作用下，样品中的荧光物质产生发射光（即荧光）。因此，荧光显微镜观察到的是样品中能产生荧光的部分所呈现的荧光，普通光学显微镜则是整个样品的可见光透射和折射影像。

（一）光源系统

荧光显微镜带有高压和低压两个光源系统。低压光源与普通光学显微镜一样，在作为普通透射式显微镜观察时使用。高压光源就是激发光源，能提供大量激发光，在光的波长和强度方面均与普通显微镜的光源明显不同。激发光的波长范围一般在紫外光和蓝紫光部分，而且要求亮度很大，才能使样品产生足够亮度的荧光，因此需要使用高压光源，一般采用高压汞灯，也有用高压氙灯和高压汞-氙灯。高压光源有透射和落射两种方式的激发光路：透射光装置是将激发光透射穿过样品，透射穿过样品后的激发光和产生的荧光均进入物镜；落射光装置是将激发光落射于样品表面，形成的荧光和反射的激发光进入目镜。但是进入目镜的激发光较少，且有阻断滤片的吸收，可减少对观察者眼睛的损害。近年来生产的荧光显微镜多为落射式。

（二）滤片系统

滤片系统是荧光显微镜的重要组成部分，主要包括激发滤片和阻断滤片，其他还可有吸收热和紫外光的滤片以及各型中性滤片。各种滤光片可适应不同观察的需要，允许一定波长范围的光波透过，滤除其他不需要的光波。

1. 激发滤片　位于光源和显微镜之间的滤片滑板内，其作用是吸收可见光，允许一定波长的激发光（一般为紫外光或蓝紫光）通过，使得进入显微镜的只是激发光而没有其他干扰观察的光。各种荧光显微镜均配有一组激发滤片，可根据荧光物质的不同和观察需要，选用不同型号的滤色片。

2. 阻断滤片　又称吸收滤片，安装于物镜和目镜之间的光路中。它吸收视野内的激发光，允许荧光通过，从而获得清楚的荧光映象和保护观察者的眼睛。阻断滤片与激发滤片常成组配套安装在光路中，选择某一型号的激发滤片将其推入光路中，则相应的阻断滤片亦同时进入光路，使用起来很方便。荧光显微镜的配套滤片见表14-1。

表14-1　激发滤片的允许透过波长和配套的阻断滤片

激发滤片型号	允许通过的波长	配用的阻断滤片	应用
UV	365W	410W	硫代黄素荧光染色和FITC
V	410~420W	460W	单胺荧光
BV	404~435W	515W、530W	吖啶橙
B	490W	515W	FITC和金胺
G	520~550W	580W	TRITC和佛根反应荧光染色

3. 吸热滤片　安装于光源附近，主要吸收波长在650nm以上的红光，可避免高压光源发射的大量红光所产生的热影响观察。

4. 各型中性滤片　可不同程度地吸收可见光，减弱光强度。与吸热和吸紫外光滤片合用，安装于光源和显微镜之间的光路上，可使高压光源发射的光变成普通光，将之作为普通光源使用，进行普通显微镜的观察。

（三）荧光显微镜使用及注意事项

荧光显微镜使用时，一般先用普通的低压光源观察样品，确定了观察的部位后，再切换至激发光观察荧光，如配有照相装置还可进行显微摄影。操作过程应注意防护紫外光对人体尤其是眼睛的损害。激发光源使用时间以每次 1~2 小时以内为宜，如超过 90 分钟，高压汞灯的发光强度逐渐下降，荧光减弱。样品经激发光照射时间过长会导致荧光淬灭，一般 15 分钟后荧光也明显减弱。

汞灯需预热 10 分钟左右达稳定状态后，再进行操作。汞灯开启后 15 分钟内不可关闭，一经关闭后须待汞灯完全冷却后方能再开启，且严禁频繁开闭，否则会大大降低汞灯的寿命。因此，在使用激发光与可见光观察之间转换或暂停观察时，可拉动阻光光帘阻挡光线，不需要开闭汞灯。

（李波）

实验十五　酶联免疫吸附试验

酶联免疫吸附试验（enzyme linked immunosorbent assay，ELISA）是应用最为广泛的酶免疫技术。ELISA 可用于检测抗原，也可用于检测抗体。根据其检测原理及检测目的不同可分为夹心法、间接法、竞争法和捕获法四种基本类型。本实验以抗体夹心法检测 HBsAg 和竞争法检测 HBcAb 为例介绍 ELISA。

一、ELISA 双抗体夹心法

【实验原理】

将抗 HBs 包被在固相载体上，加待测样本，经孵育后洗涤，加入酶标抗 HBs，形成固相载体 - 抗 HBs － HBsAg －酶标抗 HBs 免疫复合物。加底物后，复合物中的酶将底物催化成为有色产物，根据颜色的深浅进行 HBsAg 的定性或定量。

【主要试剂与器材】

1. HBsAg 商品试剂盒　包括微孔反应板、酶结合物、阳性对照、阴性对照、洗涤液、显色剂 A、显色剂 B、终止液、封片纸。

2. 器材　37℃恒温箱或水浴箱、微孔振荡器、微量移液器及酶标仪。

【操作方法】

1. 配制工作浓度洗涤液　以纯化水做 25 倍稀释。

2. 加样　加入 75μl 待检样本、阴性对照、阳性对照、空白对照、阴性质控和阳性质控于酶标板反应孔中（阴性对照 3 孔、阳性对照 3 孔、空白对照 1 孔、阴性质控 1 孔和阳性质控 1 孔）。用封片纸覆盖反应板后，置于 37℃温育 60 分钟。

3. 加酶结合物　在已加入待检样本、阴性对照、阳性对照、阴性质控和阳性质控的孔中各加入 50μl 酶结合物，在微孔振荡器上振荡 10 秒钟，或手工轻轻振荡 10 秒钟，混匀。用封片纸覆盖反应板后，置于 37℃温育 30 分钟。

4. 洗涤

（1）取出反应板，撕去封片纸，弃去孔内液体，在吸水纸上拍干。

（2）用配制好的洗涤液注满各孔，静置 30~60 秒，弃去孔内洗涤液，在吸水纸上拍干，重复 5 次，在干净吸水纸上拍干。

5. 加显色剂　在所有孔内加入显色剂 A、显色剂 B 各 50μl，在微孔振荡器上振荡 10 秒钟，或手工轻轻振荡 10 秒钟，混匀。用封片纸覆盖反应板后，置于 37℃温育 30 分钟。

6. 终止反应　每孔加入终止液 50μl，振荡 5 秒钟混匀。

7. 酶标仪测定 OD 值　450nm 单波长比色或以参考波长为 630nm 的双波长比色。

【结果判定】

1. 检测结果的有效性　阴性对照平均 OD 值 ≤0.100、阳性对照 OD 值 ≥1.000、显色剂空白 ≤0.040（双波长）或 ≤0.080（单波长）、阴性质控 ≤COV（Cut – off Value，阴性对照平均 OD 值 +0.100）、阳性质控在控，检测结果有效。

2. 检验结果的解释　①待测样本的 OD 值/COV≥1.0，说明该待测样本 HBsAg 结果为阳性；②待测样本的 OD 值/COV<1.0，说明该待测样本 HBsAg 结果为阴性。

【注意事项】

1. 从冷藏环境中取出的样品和试剂应在室温下平衡 30 分钟至室温后方可使用。

2. 保证样品加样量准确，如果加样量不准确，可能会导致错误的实验结果。而且每次应该更换吸头吸取样品，避免样本交叉污染。

3. 使用前试剂应摇匀，并弃去 1~2 滴，垂直匀速滴加。

4. 洗板时所用的吸水纸请勿反复使用。

5. 待测样本不可用 NaN_3 防腐。

6. 不同批号的试剂不可混用。

7. 封片纸不能重复使用。

8. 浓缩洗涤液是高浓度磷酸盐，可能会形成结晶，如未完全溶解，会影响实验结果。若出现结晶应置于 37℃ 溶解，然后稀释混匀使用。

9. 本商品化试剂盒应视为有传染性物质，请按传染病实验室检查规程处理。

10. 结果判断须在反应终止后 10 分钟内完成。

【方法评价】

1. 该方法灵敏度高、特异性强、重复性好、没有放射性污染；所用仪器价廉，易于普及；结果判断较客观，既适合于临床大规模筛查试验又可以用于少量标本的检测。

2. 此方法仅适用于个体的血清或血浆标本的检测，不适合于混合血清或血浆样本及其他体液标本。

3. 溶血标本、污染细菌的标本及血液没有完全凝固的血清标本会影响结果的准确性。

4. 在 ELISA 双抗体夹心法中，类风湿因子会干扰该实验。类风湿因子具有和多种动物 IgG 的 Fc 段结合的能力，测定时可同时结合固相抗体和酶标抗体，也能催化底物显色，出现假阳性反应。

【临床应用】

ELISA 双抗体夹心法常用于检测抗原，适用于检测至少含有两个抗原决定簇的抗原，不适用于分子量小的半抗原测定。临床常用于 HBsAg、HCG 等大分子物质的检测。

 思考题

1. ELISA 法检测 HBsAg 的基本原理是什么？

2. ELISA 法检测 HBsAg 时，注意事项有哪些？

二、ELISA 竞争法

【实验原理】

将 HBcAg 包被在固相载体上，同时加入待测样本和酶标抗 HBc，酶标抗 HBc 与待测样本中的抗 HBc 竞争结合固相 HBcAg，加入酶底物显色，显色的深浅与待测样本中的 HBcAb 含量呈负相关。

【主要试剂与器材】

1. HBcAb 商品试剂盒　包括微孔反应板、酶结合物、阳性对照、阴性对照、洗涤液、显色剂 A、显色剂 B、终止液、封片纸。

2. 器材　37℃恒温箱或水浴箱、微孔振荡器、微量移液器及酶标仪。

【操作方法】

1. 配制工作浓度洗涤液　以纯化水做 25 倍稀释。

2. 稀释待测样本　用生理盐水作 1∶30 的稀释。

3. 加样　加入 50μl 已稀释待检样品、阴性对照、阳性对照、空白对照、阴性质控和阳性质控于酶标板反应孔中（阴性对照 3 孔、阳性对照 3 孔、空白对照 1 孔、阴性质控 1 孔和阳性质控 1 孔）。

4. 加酶结合物　在已加入待检样品、阴性对照、阳性对照、阴性质控和阳性质控的孔中各加入 50μl 酶结合物，在微孔振荡器上振荡 10 秒钟，或手工轻轻振荡 10 秒钟，混匀。用封片纸覆盖反应板后，置于 37℃温育 30 分钟。

5. 洗涤

（1）取出反应板，撕去封片纸，弃去孔内液体，在吸水纸上拍干。

（2）用配制好的洗涤液注满各孔，静置 5 秒，弃去孔内洗涤液，在吸水纸上拍干，重复 5 次。

6. 加显色剂　在所有孔内加入显色剂 A、显色剂 B 各 50μl，在微孔振荡器上振荡 10 秒钟，或手工轻轻振荡 10 秒钟，混匀。用封片纸覆盖反应板后，置于 37℃温育 15 分钟。

7. 终止反应　每孔加入终止液 50μl，振荡 5 秒钟混匀。

8. 酶标仪测定 OD 值　450nm 单波长比色或以参考波长为 630nm 的双波长比色。

【结果判定】

1. 检测结果的有效性　阴性对照平均 OD 值≥1.000、阳性对照 OD 值≤0.050、显色剂空白≤0.015（双波长）、阴性质控≥COV（Cut－Off Value 阴性对照平均 OD 值 0.5）、阳性质控在控，检测结果有效。

2. 检验结果的解释　①待测样本的 OD 值小于 COV 值时，说明该待测样本 HBcAb 结果为阳性；②待测样本的 OD 值大于 COV 时，说明该待测样本 HBcAb 结果为阴性。

【注意事项】

同 ELISA 双抗体夹心法。

【方法评价】

1. 抗体竞争法的可靠性主要受竞争抗体的特异性和亲和力影响，但竞争用的抗体均为相应抗原免疫动物所得，与机体感染后产生的抗体存在差异，因此 HBeAb 和 HBcAb 的临床检测中常出现难以解释的结果，这与方法学固有的缺陷有关。

2. 同 ELISA 双抗体夹心法【方法评价】中的 1、2、3 项。

【临床应用】

ELISA 竞争法可用于测定抗原和半抗原，也可以测定抗体。临床常用于 HBcAb 和 HBeAb 的检测。

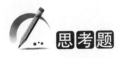

1. ELISA 法检测 HBcAb 的原理是什么？

笔记

2. ELISA 法检测 HBcAb 时，有哪些注意事项？

附　酶联免疫检测仪简介

酶联免疫检测仪是酶联免疫吸附试验的专用仪器又称微孔板检测器。可简单地分为半自动和全自动 2 大类。酶标仪的基本工作原理与主要结构和光电比色计基本相同。光源灯发出的光波经过滤光片或单色器变成一束单色光，进入塑料微孔，一部分被标本吸收，一部分则透过标本照射到光电检测器上，光电检测器将光信号转换成相应电信号。电信号经前置放大，对数放大，模数转换等信号处理后送入微处理器进行数据处理和计算，最后由显示器和打印机显示结果。

酶联免疫检测仪的基本功能是比色测定，但测定波长、吸光度范围、光学系统、检测速度、震板功能、温度控制、软件功能等因仪器而不同。某些全自动酶免疫分析系统同时具有自动洗板、温育和加样等功能。

1. 测定波长　一般酶联免疫检测仪的测定波长在 400 ~ 750nm 之间，最常用 450nm 和 492nm 两个波长。仪器均配有放置滤光片的可自动转换的部件，可以同时安装 6 ~ 8 片滤光片，所配备的滤光片均应包括上述两个波长。其次，考虑到双波长比色的需要，还应有 620nm 或 630nm 或 650nm 和 405nm 波长的滤光片，其他滤光片可根据自己的需要选择。在开机或复位状态下，按屏幕提示操作即可。波长一经设定好，则全部功能均为在该波长下的操作。

2. 测定的吸光度范围　通常酶联免疫检测仪的吸光度测定范围在 0 ~ 2.5 之间即可以满足 ELISA 的测定要求，但目前基本可达到 3.5 以上，并且能保持很好的精密度与线性。

3. 光学系统　一般采用垂直光路多通道的光学系统（通常为 8 或 12 通道）。有的酶联免疫检测仪除测定通道外，还有一个参比通道可进行自我校准。光学系统的功能可通过酶联免疫检测仪测定的吸光度范围、线性度、精密度和准确度等体现出来。测定的精密度与测定通道之间的均一性有直接关系。

4. 检测速度　指其完成比色测定所需要的时间。检测速度快，有利于提高检测的精密度。目前酶联免疫检测仪检测速度都较快，通常在数秒钟内即可完成。

5. 震板功能　指酶联免疫检测仪在对 ELISA 板孔进行比色测定前对其进行振荡混匀，使板孔内颜色均一，避免沉淀对检测结果的影响。不同的酶联免疫检测仪其震板方式有一定差异，好的仪器可以任意向上下、左右、旋转等调节震荡方式，甚至调节振荡幅度。

6. 温育功能　指酶联免疫检测仪本身能按要求自动精确地控制仪器内部的温度，使得 ELISA 测定中微孔板条的温育过程可在仪器内部进行，而无需再外配温箱。

7. 软件功能　指酶联免疫检测仪对 ELISA 定性测定进行统计分析并报告结果的功能。如 ELISA 定性测定中，酶联免疫检测仪具有阳性判断值（cut - off）及测定"灰区"（即指测定吸光度处于 cut - off 周围的一定区域，此区域内结果应为"可疑"）的统计功能。

为保证酶联免疫检测仪持续的稳定性和测量数据的准确性，开机后应预热 15 分钟以上，并且避免干扰光学系统的任何部件，如避免液体流入仪器内部，不要用手或其他硬性介质触摸滤光片、透镜表面以及光电检测器件等。

（杨旭）

实验十六　免疫印迹试验

免疫印迹试验又称蛋白质印迹（western blot），是一种将高分辨率凝胶电泳和免疫化学分析技术相结合的一种技术。条带酶免疫分析法是通过将生化特性明确的纯化抗原或基因重组抗原平行印制到特定膜上，实现不同抗原分子在特定位置的包被。本实验以检测抗核抗体（ANA）谱为例介绍条带酶免疫分析法。

【实验原理】

将多种核抗原平行包被于硝酸纤维膜上。经过封闭剂处理后，可封闭纤维膜上的非特异位点，从而阻止非特异性反应的发生。检测时，膜条与稀释的血清样本共同孵育使血清中的抗体与膜条上的抗原特异性结合。利用辣根过氧化物酶标记抗人 IgG 检测此结合抗体。加入底物后，结合抗体上标记的辣根过氧化物酶催化底物反应，并在抗原包被的位置产生可见的蓝色条带，终止液终止反应后颜色由蓝色转变为棕色。将实验结果与试剂盒提供的结果判读模板比较，可判断抗核抗体的特性。

【主要试剂与器材】

1. 待检血清 血清样本用孵育缓冲液按 1∶101 稀释。

2. 平行包被有多种核抗原的膜条。

3. 清洗缓冲液 将浓缩清洗缓冲液与蒸馏水 1∶19 稀释。

4. 孵育缓冲液 将 30ml 稀释好的清洗缓冲液加入封闭剂瓶中，充分混匀。

5. 酶结合物。

6. 底物液。

7. 终止液。

8. 结果判读模板、孵育槽、摇床。

【操作方法】

1. 将抗原膜条置于孵育槽中，注意带有颜色标记的一面向上。每槽加入 1ml 孵育缓冲液浸湿膜条 1 分钟，然后将其吸掉。

2. 每槽加入 1ml 稀释的待检血清，室温下在摇床上轻微晃动孵育 30 分钟。

3. 吸去孵育槽中液体，每槽加入 1.5ml 清洗缓冲液，室温下在摇床上轻微晃动 5 分钟，吸去孵育槽中液体。再重复洗涤 2 次。

4. 吸去孵育槽中液体，每槽加入 1ml 酶结合物，室温下在摇床上轻微晃动孵育 30 分钟。

5. 重复步骤 3 洗涤。

6. 吸去孵育槽中液体，每槽加入 1ml 底物液，室温下在摇床上轻微晃动孵育 10 分钟。

7. 吸去孵育槽中液体，每槽加入 1.5ml 蒸馏水，室温下晃动洗涤 1 分钟。

8. 吸去孵育槽中液体，每槽中加入 1ml 终止液，室温下轻微晃动孵育 5 分钟。

【结果判定】

1. 肉眼判读结果 将膜条置于滤纸上干燥，使结果判读模板上的黑色参考线与抗原膜条的参考线对齐，依据阳性条带出现的位置与判读模板的关系判读结果。

2. 扫描仪读取结果 可将抗原膜条粘贴于结果记录单上，扫描仪自动扫描读取结果。

3. 抗原带无着色或较临界值线着色浅，结果判定为阴性；抗原带与临界值线着色强度基本相当，结果判定为临界阳性；抗原带着色强度较临界值线深，结果判定为阳性。

【注意事项】

1. 试剂盒从冰箱取出后，应在室温（18～25℃）平衡约需 30 分钟，各试剂在使用前应充分混匀。用过的试剂瓶应小心盖紧后在 2～8℃保存，显色液应避光保存。

2. 在膜条孵育过程中，勿使抗原膜条干燥。

3. 请用镊子夹取膜条，勿用手直接接触膜条。

4. 完成血清孵育后，倾倒反应液时应注意避免交叉污染。

【方法评价】

该法采用高纯抗原，灵敏度高、特异性强；阳性反应区带显色颜色的深浅并不能作为判断抗体滴度高低的依据，正常人血清也有可能含有自身抗体，阳性结果必须与临床症状相结合进行诊断，实验结果仅限于辅助诊断。此法重要特点是同时包被多种抗原，而实现多种抗体的同时测定。目前一般采用"线性或条状"一维包被的分析模式，也可采用"点状"的二维包被模式即微阵列模式，从而实现数十种抗体同时测定。

【临床应用】

目前此类检测试剂和配套仪器已经广泛应用于自身抗体、病原体抗体以及过敏原 IgE 抗体的临床检测。

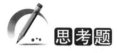

1. 免疫印迹试验有哪些临床应用？
2. 配制孵育缓冲液时，为什么加入封闭剂？

（曾常茜）

实验十七　酶联免疫斑点试验

酶联免疫斑点试验（enzyme - linked immunospot，ELISPOT）是定量 ELISA 的延伸和新的发展，它结合了细胞培养技术和 ELISA 技术，可检测淋巴细胞或某种亚群在特异性抗原刺激下分泌某种抗体或细胞因子的能力。本实验介绍 ELISPOT 检测外周血中结核杆菌特异性 T 细胞。

【实验原理】

T 细胞受到结核杆菌刺激后产生 IFN - γ，IFN - γ 被鼠抗人 IFN - γ 单抗捕获，洗涤去除细胞和其他不必要的物质。被捕获的 IFN - γ 与碱性磷酸酶标记的鼠抗人 IFN - γ 单抗结合，洗涤去除任何未被标记的抗体。BCIP/NBT 底物孵育后，在反应部位被酶分解形成不溶性色素沉淀斑点，每个斑点代表一个分泌 IFN - γ 的 T 细胞，记数斑点数量可以获得外周血中结核致敏的 T 细胞数量。

【主要试剂与器材】

1. 试剂盒组分

（1）包被抗体微孔培养板　包被鼠抗人 IFN - γ 单抗。

（2）结核杆菌特异混合多肽抗原 A　主要成分为 ESAT - 6 抗原、牛血清白蛋白和抑菌剂。

（3）结核杆菌特异混合多肽抗原 B　主要成分为 CFP 10 抗原、牛血清白蛋白和抑菌剂。

（4）PHA 植物血凝素对照　主要成分为植物血凝素 PHA、牛血清白蛋白和抑菌剂。

（5）浓缩标记抗体　碱性磷酸酶标记的鼠抗人 IFN - γ 单抗。

（6）显色底物溶液　BCIP/NBT。

2. 器材

（1）8 孔反应板条架。

（2）Ⅱ级生物安全柜。

（3）水平离心机　温控（18 ~ 25℃），离心力不低于 1800g。

（4）外周血单个核细胞（PBMC）记数设备和试剂　台盼蓝肉眼显微镜手工记数或自动血

笔记

细胞计数仪记数。

(5) CO_2 培养箱。

(6) 移液器、消毒的加样枪头。

(7) BLISPOT 读板仪或显微镜，放大镜。

【操作方法】

1. 样本采集 无菌注射器抽取足量的外周静脉血，加至含有肝素或柠檬酸钠抗凝剂的采血管中。免疫力正常的患者，根据以下标准从静脉血样中获得足够数量的外周血单个核细胞 (PBMCs) 用于实验：成年人或 10 岁以上儿童：8ml 静脉血，2~9 岁儿童：4ml 静脉血，2 岁以下儿童：2ml 静脉血。

2. PBMC 的分离

(1) 用 RRMI-1640 培养液等体积混匀，按体积比 (2~3)：1 小心加在 Ficoll 淋巴细胞分离液上层，室温 (18~25℃)，1000g 离心 22 分钟。

(2) 用洗液管吸取白色、云雾状 PBMC 层并转移至 15ml 尖底离心管中。加入细胞培养液至 10ml。

(3) 600g 离心 7 分钟。弃去上清液用 1ml 培养液重悬沉淀。

(4) 加培养液至 10ml，350g 离心 7 分钟。

(5) 弃去上清液加 0.7ml 培养液重悬沉淀。

3. PBMC 的收集与计数 取 10μl 细胞终溶液加到 40μl 0.4% (W/V) 台盼蓝染液中混匀。调整记数板至合适的位置记数栅格里细胞数。计算细胞终溶液的浓度。配制每 100μl 含有 25 万个细胞的标准溶液 500μl。

4. 检验步骤

(1) 从包装袋中取出培养板条，嵌入培养板架内恢复至室温。

(2) 每个样本需要用 4 个检测孔 ①加入 50μl 细胞培养液至每个空白对照孔内；②加入 50μl 抗原 A 溶液至每个必要的检测孔内；③加入 50μl 抗原 B 溶液至每个必要的检测孔内；④加入 50μl 植物血凝素溶液至每个细胞功能检测孔内。

(3) 每个检测孔加入 100μl 细胞终溶液 (含有 25 万个活细胞)。

(4) 在 37℃ 5% CO_2 培养箱孵育 16~20 小时。

5. 斑点记数

(1) 从培养箱中取出培养板弃去细胞培养液。

(2) 每个反应孔加入 200μl PBS 缓冲液。

(3) 弃去 PBS 缓冲液。用新鲜的 PBS 缓冲液重复洗涤至少 3 遍。

(4) 用 PBS 缓冲液 200 倍稀释浓缩标记抗体试剂。

(5) 每个反应孔加入 50μl 标记抗体工作液，2~8℃ 孵育 1 小时。

(6) 弃去标记抗体工作液，按上述的步骤 2 和 3 洗涤。

(7) 每个反应孔加入 50μl 底物显色溶液室温孵育 7 分钟。

(8) 用蒸馏水或去离子水彻底洗涤培养板终止反应。

(9) 在通风处或 37℃ 温箱干燥培养板。

(10) 记数每个反应孔内深蓝色清晰的斑点 可以采用肉眼放大镜记数、显微镜记数、专门的 ELISPOT 读板仪记数。

【结果判定】

根据抗原 A 或/和抗原 B 孔的反应判断结果：

空白对照孔斑点数 0~5 个时且（抗原 A 或抗原 B 孔的斑点数）－（空白对照孔斑点数）≥6：检测结果为"有反应性"。"有反应性"结果表明样本中存在针对结核杆菌特异的效应 T 细胞。

空白对照孔斑点数 6~10 个时且（抗原 A 或抗原 B 孔的斑点数）≥2×（空白对照孔斑点数）：检测结果为"无反应性"。"无反应性"结果表明样本中可能不存在针对结核杆菌特异的效应 T 细胞。

通常正常结果，空白对照孔没有或有很少的斑点而植物血凝素 PHA 对照孔斑点数超过 20 个。

【注意事项】

1. 标本采集后应尽快进行外周血单个核细胞的分离，室温保存时间不应超过 4 小时，不得冷藏或冷冻。

2. 注意无菌操作避免试剂、检测孔、细胞悬液和细胞培养液的污染。

3. 在培养板的洗涤和斑点形成阶段，不要让移液枪枪头或洗板仪枪头触碰反应孔底部的膜。移液枪枪头或洗板仪枪头产生的凹痕会导致斑点假象，影响斑点计数。

【方法评价】

1. 特异性　分析评估非结核临床样本 508 例，特异性为 94.1%（478/508）。

2. 灵敏性　分析评估结核临床样本 655 例，灵敏性为 95.3%（624/655）。

3. 结核高危人群（医务工作者和结核病患者家属）阳性率 28.7%（31/108）。

4. 检测呼吸道常见细菌、真菌、病毒感染的临床样本 105 例，无明显交叉反应。

【临床应用】

通过检测受结核分枝杆菌抗原刺激而活化的效应 T 细胞来诊断结核感染，适用于临床疑似结核病的辅助诊断。

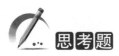

1. IFN－γ 检测方法有哪些？方法学评价如何？

2. 试用 ELISPOT 设计一个检测 B 细胞分泌抗体能力的试验。

（曾常茜）

实验十八　酶免疫组织化学技术

酶免疫组织化学技术是用酶标记抗体（抗原）检测细胞或组织标本中的抗原（抗体），催化底物产生显色反应，在显微镜下观察标本中抗原（抗体）的性状和分布位置，及通过图像分析技术达到定量的目的。酶免疫组织化学技术包括酶标记抗体免疫组织化学技术和非标记抗体酶免疫组织化学技术两种类型。人类表皮生长因子受体 2（HER2）是肿瘤标志物之一，在乳腺癌、卵巢癌和前列腺癌等肿瘤过表达。本实验以检测乳腺癌组织中 HER2 为例介绍酶标记抗体免疫组织化学技术。

【实验原理】

利用生物素标记的 HER2 抗体与组织标本上的抗原反应，随后加入可溶性亲和素－生物素－

过氧化物酶复合物（ABC）。当ABC与检测反应体系中的生物素化HER2抗体相遇时，ABC中未饱和的亲和素结合部位即与抗体上的生物素结合，形成抗原-抗体-ABC复合物，加入显色剂显色。根据显微镜下标本中抗原抗体反应部位产生的颜色，可以确定所要检测的抗原是否存在。

【主要试剂与器材】

1. 抗原片 取组织标本做成4μm厚石蜡切片。

2. 生物素化HER2抗体、ABC复合物、二氨基联苯胺溶液（DAB）。

3. 阴性对照和阳性对照组织切片。

4. PBS缓冲液。

5. 无水乙醇、95%乙醇和70%乙醇。

6. 二甲苯。

7. 0.01mol/L柠檬酸盐缓冲液。

8. 0.1mol/L磷酸盐缓冲甘油封固剂。

9. 0.3% H_2O_2。

10. 10%牛血清白蛋白。

11. 显微镜、微波炉、微量加样器、试管、载玻片、染色框和水浴锅等。

【操作方法】

1. 石蜡切片常规脱蜡和水化 将组织切片放入染色框中，二甲苯Ⅰ、Ⅱ和Ⅲ各15分钟脱蜡。在无水乙醇、95%乙醇和70%乙醇中各浸泡5分钟进行水化。最后蒸馏水浸洗。

2. 抗原修复 在水浴锅中加热0.01mol/L柠檬酸盐缓冲液至95℃左右，放入组织切片加热10~15分钟。PBS洗3次，每次3分钟。

3. 灭活内源性酶 用0.3% H_2O_2溶液作用15分钟。PBS洗3次，每次3分钟，甩干或用纸巾吸去多余液体，切勿碰到组织。

4. 封闭 加10%牛血清白蛋白温育切片15分钟，阻断组织细胞与抗体的非特异性结合，减少背景染色。

5. 抗体孵育 加入适量稀释的生物素化HER2抗体于湿盒内37℃ 1~2小时或4℃过夜；PBS洗3次，每次3分钟。

6. 滴加ABC复合物 37℃ 30分钟。PBS洗3次，每次3分钟。

7. 显色 加入显色剂DAB 3~10分钟（在显微镜下观察显色程度控制显色时间），水冲洗。如需要可再做细胞核染色、酒精梯度脱水、二甲苯透明、封片及镜检。

【结果判定】

结果判定以0、+、++和+++表示。

0：无染色或≤10%的浸润癌细胞呈现不完整的、微弱的细胞膜染色。

+：>10%的浸润癌细胞呈现不完整的、微弱的细胞膜染色。

++：>10%的浸润癌细胞呈现不完整和（或）弱至中等强度的细胞膜染色或≤10%的浸润癌

细胞呈现强而完整的细胞膜染色。

+++：>10%的浸润癌细胞呈现强、完整、均匀的细胞膜染色。

【注意事项】

1. 所有滴加的液体均应该将切片上的组织全部覆盖。

2. 反应时应置于湿盒内，防止干燥。

3. 判读时应避开组织边缘及组织处理不佳（如明显挤压）的癌组织。

4. 抗原切片不易过厚或太薄，导致染色结果增强或减弱。

笔记

5. 若出现细胞质或细胞核着色提示免疫组化染色效果不理想或组织处理不佳，建议调整染色条件或更换组织后再行染色。

【方法评价】

免疫组织化学技术是检测 HER2 表达初筛最常用的方法，其优点是操作简单、判读方便、价格低廉及便于保存。但也有一些不足：首先是结果判断标准不一；其次石蜡包埋和甲醇固定可能对免疫组织化学结果产生一定的影响，易造成假阴性或假阳性的结果。

【临床应用】

免疫组织化学技术在临床上主要用于肿瘤的诊断、鉴别诊断及判断肿瘤生长活跃程度及预后，指导临床治疗。

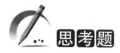思考题

如何减少酶免疫组织化学技术中的非特异性背景染色？

（方芳）

实验十九　荧光偏振免疫分析

荧光偏振免疫分析（fluorescence polarization immunoassay，FPIA）用偏振光激发标记物，利用结合竞争免疫原理，可以快速检测激素种瘤标志物、维生素和多种治疗药物浓度。本实验以检测血清丙戊酸为例介绍荧光偏振免疫测定分析。

【实验原理】

荧光物质在溶液中被单一平面的偏振光（波长 485nm）照射后可吸收光能进入激发态，在回复基态后可产生另一单一平面的偏振发射荧光（波长 525nm），该荧光强度与荧光标记物质在溶液中旋转的速度与分子大小呈反比。标本中丙戊酸与荧光素标记的丙戊酸竞争结合限定量的丙戊酸抗体。当标本中丙戊酸抗原浓度高时，大部分丙戊酸抗体与之结合，而荧光素标记的丙戊酸处于游离状态，因其分子小，在液相中旋转的速度较快，从而测得的荧光偏振强度也较低。通过校准曲线经计算机系统换算可测定标本中丙戊酸的浓度。

【主要试剂与器材】

1. 仪器　AxSym 发光免疫分析仪。

2. 试剂　AxSym 丙戊酸测定试剂盒，试剂盒组分有：①试剂瓶 1（14.5ml/瓶）：羊多克隆丙戊酸抗体、磷酸盐缓冲液、蛋白稳定剂、叠氮钠；②试剂瓶 2 预处理液（8.6ml/瓶）：含表面活性剂的 Tris 缓冲液、叠氮钠；③试剂瓶 3（15.1ml/瓶）：荧光素标记的丙戊酸、含表面活性剂的 Tris 缓冲液、叠氮钠。

3. 其他试剂与用品　①探针清洗液：220ml/瓶，含 2% 羟化四乙铵；②4 号液：Line 稀释液 10L/瓶，含 0.1M 磷酸盐缓冲液、叠氮钠和抗生素；③RV 杯、一次性使用样品杯等。

【操作方法】

1. 制作校准曲线　更换试剂批号、仪器进行全面保养、仪器校准、仪器的重要部件更换后、室内质控失控需要校准时，应对该批试剂进行一次校准。

（1）校准品。

（2）校准类型和校准点数目　非线性模式，仪器根据校准曲线卡片数据（4 参数对数拟合

曲线）自动建立校准曲线。

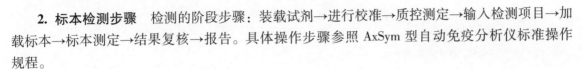

表 19 - 1　校准曲线建立

校准点	A	B	C	D	E	F
浓度（μg/ml）	0	12.5	25.0	50.0	100	150
量（ml/瓶）	6	4	4	4	4	4

2. 标本检测步骤　检测的阶段步骤：装载试剂→进行校准→质控测定→输入检测项目→加载标本→标本测定→结果复核→报告。具体操作步骤参照 AxSym 型自动免疫分析仪标准操作规程。

【技术流程】

现以 AxSYM 高效能全自动免疫分析仪为例荧光偏振免疫分析系统的基本技术流程（图 19 - 1）。

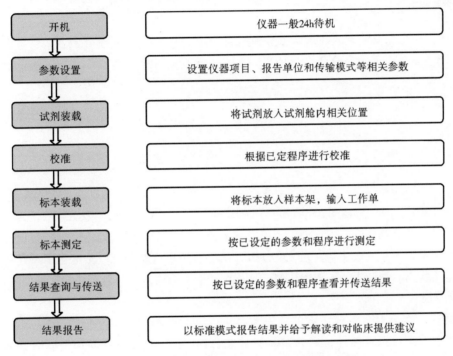

开机	仪器一般24h待机
参数设置	设置仪器项目、报告单位和传输模式等相关参数
试剂装载	将试剂放入试剂舱内相关位置
校准	根据已定程序进行校准
标本装载	将标本放入样本架，输入工作单
标本测定	按已设定的参数和程序进行测定
结果查询与传送	按已设定的参数和程序查看并传送结果
结果报告	以标准模式报告结果并给予解读和对临床提供建议

图 19 - 1　荧光偏振免疫分析系统基本技术流程图

【结果判定】

仪器根据校准曲线自动给出每个标本测定结果。报告单位：μg/ml。

检测结果 >150μg/ml 时，可选择仪器自动稀释模式，设置自动稀释标本 4 倍，重新检测，仪器自动乘上稀释倍数，计算结果；检测结果 >600μg/ml 时，可用校准品 A 手工稀释标本 10 倍后，重新检测，结果需乘上手工稀释倍数。

参考范围：50 ~ 100μg/ml。

【方法评价】

1. 精密度　用 3 份丙戊酸浓度分别为 37.5μg/ml、75.0μg/ml、125.0μg/ml 的人血清标本，根据 NCCLS EP5 - T2 检测（共得 80 个数据），结果 CV 值均 <5%。

2. 可报告范围　1.05 ~ 150.00μg/ml。

3. 最低检出限　0.70μg/ml。

4. 方法的干扰因素　癫痫患者血中高浓度的丙戊酸代谢物可引起交叉反应，在丙戊酸治疗浓度 50 ~ 100μg/ml 范围，主要代谢产物（3 - 酮 - 丙戊酸）16μg/ml 至少可致 10% 误差；其他代谢产物：3 - 羟基 - 丙戊酸、4 - 羟基 - 丙戊酸、5 - 羟基 - 丙戊酸、4 - 对 - 丙戊酸、2 - 丙基 - 戊二酸等亦可引起交叉反应，导致丙戊酸检测敏感度降低。

5. 准确性　用荧光偏振免疫分析法分别在 AxSym 和 TDx/TDxFLx 上检测 100 例标本的丙戊酸浓度，经回归分析，两者相关系数为 0.983、斜率为 1.00、截距为 - 0.01。AxSym 上检测的标本丙戊酸浓度范围：0.96 ~ 151.44μg/ml。

6. 回收率　分别在人血清标本和缓冲液中，加入浓度为 15.0、30.0、60.0、105.0、135.0μg/ml 丙戊酸，检测丙戊酸浓度并计算回收率。平均回收率为 98.3 ± 2.0%。

【临床应用】

FPIA 最适宜检测小分子物质，常用于药物、激素的测定。

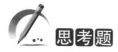

1. 简述荧光偏振免疫测定法检测血清地高辛的原理。
2. 荧光偏振免疫测定法检测血清地高辛的方法学性能指标有哪些？

（曾常茜）

实验二十　直接化学发光免疫分析

化学发光免疫分析（chemiluminescence immunassay，CLIA）是化学发光与免疫反应相结合，用于检测微量抗原或抗体的一种新型标记免疫分析技术。根据化学发光免疫分析中反应体系及标记物的不同，可分为：直接化学发光免疫分析、化学发光酶免疫分析以及电化学发光免疫分析三种类型。本实验以乙型肝炎病毒表面抗原（HBsAg）的检测为例介绍直接化学发光免疫分析。

【实验原理】

混合待检标本与 HBs 抗体包被的顺磁微粒子，待检标本中的 HBsAg 与 HBs 抗体包被的微粒子结合。洗涤后加入吖啶酯标记的 HBs 抗体结合物，形成顺磁性微粒包被 HBs 抗体 - HBsAg - 吖啶酯标记 HBs 抗体复合物，清洗去除游离抗体后，氧化剂（H_2O_2）和 pH 纠正液（NaOH）使成碱性环境，吖啶酯在不需要催化剂的情况下分解、发光。由集光器和光电倍增管接收、记录单位时间内所产生的光子能，这部分光的积分与待测抗原的量成正比，根据标准曲线即可计算出待检标本中 HBsAg 含量。

【主要试剂与仪器】

1. 试剂　ARCHITECT i2000 配套用的 HBsAg 测定试剂盒：①微粒子（6.6ml/100 测试）：HBs 抗体（小鼠，单克隆，IgM，IgG）包被的微粒子，储存于含有蛋白质稳定剂的 MES 缓冲液中；②结合物（5.9ml/100 测试）：吖啶酯标记的抗 HBs（山羊，IgG）结合物，储存于含有蛋白质稳定剂（牛和人血浆）的 MES 缓冲液中；③项目稀释液（7.6ml）：ARCHITECT HBsAg 项目稀释液，含有复钙人血浆。

2. 其他试剂及用品　①校准液；②质控品：推荐采用 BioRad 第三方质控品；③预激发液和激发液；④清洗缓冲液；⑤反应杯等一次性材料。

3. 仪器　ARCHITECT i2000。

【操作方法】

1. 开机　仪器 24 小时待机，无需开关电源操作。

2. 样本检测步骤　参数设置→试剂装载→试剂校准→质控测试→编辑标本位置及检测项目→加载样本→标本测定→结果复核→报告结果。详细操作步骤参见 ARCHITECT i2000 全自动化学发光免疫分析仪标准操作规程。

【技术流程】

以 ARCHITECT i2000 化学发光免疫分析仪为例介绍化学发光免疫分析系统基本技术流程（图 20-1）。

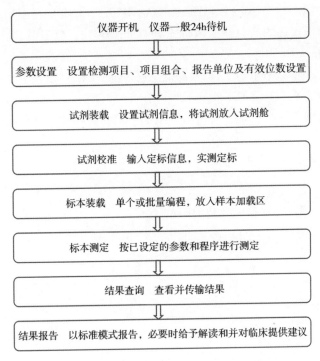

图 20-1　化学发光免疫分析系统基本技术流程

【结果判定】

1. 仪器通过检测每个标本的光强度，根据标准曲线自动给出每个标本检测结果。

2. 报告单位　IU/ml。

3. 检测结果 >250 IU/ml 时，可以选用手工稀释程序或自动稀释程序进行稀释后重新检测，仪器自动乘以稀释倍数，得出结果。

4. 参考值　正常人群：2.5%~97.5%；分位参考值：0.00~0.11 IU/ml。

【注意事项】

1. 标本应新鲜，严重脂血、溶血或污染均会影响检测结果。

2. 试剂盒应在有效期内使用，定期校准或试剂盒批号更换时校准。

3. 每天进行室内质控以保证检测结果的准确性。

【方法评价】

1. 精密度　5 个样品在 3 个实验室使用 3 个批号试剂各进行 20 次检测（对于每个样品，n=180）。分析结果如下：浓度分别为：0.23、4.68、23.76、96.61、182.07 IU/ml 的样本，其总 CV 分别为：7.7%、7.2%、9.5%、9.2%、11.9%。

2. 灵敏度　ARCHITECT i2000 检测 HBsAg 项目的灵敏度为 ≤0.05IU/ml，总灵敏度为99.52%（418/420），95% 置信区间为 98.29%~99.94%。

3. 可检测范围　0.00~250IU/ml。

4. 检验方法的局限性　①接受小鼠单克隆抗体制剂诊断或治疗的患者，其样本中可能含有

笔记

人抗小鼠抗体（HAMA），检测此类样本时，检测值会假性升高或降低；②含有颗粒物质或红细胞的样本在检测前必须进行离心；③接受肝素治疗患者，其样本可能会凝固不全，样本中纤维蛋白的存在可能会导致错误的检测结果，应尽量避免；④不能使用热灭活样本；⑤HBsAg 检测结果与临床症状不符时，需要通过附加实验来验证检验结果。

【临床应用】

1. 检测各种激素，如甲状腺激素、性激素、肾上腺和垂体激素。

2. 检测各种肿瘤标志物，如 AFP、CEA、PSA、fPSA、CA19 - 9、CA125、CA15 - 3 等。

3. 检测某些感染性疾病的病原体血清标志物，如 HBsAg、抗 HBs、抗 HBc、HBeAg、抗 - HBe、抗 - HIV1/2、抗 - HCV 等。

4. 心血管疾病，如肌酸激酶（CK）、肌酸激酶同工酶（CK - MB）、肌红蛋白、肌钙蛋白 I。

5. 糖尿病，如胰岛素、血清 C - 肽等。

6. 其他，如贫血因子、产前筛查、过敏性疾病、治疗药物监测及骨代谢等。

思考题

1. 简述 ARCHITECT i2000 检测血清 HBsAg 的原理。

2. 简述直接化学发光免疫分析的临床应用。

（汪光蓉）

实验二十一　胶体金免疫层析试验

胶体金免疫技术是以胶体金作为示踪标记物或显色剂，应用于抗原抗体反应的一种标记免疫测定技术，主要包括斑点免疫金渗滤试验（dot immunogold filtration assay，DIGFA）和斑点免疫金层析试验（dot immunogold chromatographic assay，DICA）。DICA 是以硝酸纤维素膜为载体，将胶体金标记技术和蛋白质层析技术结合起来的快速固相膜免疫分析技术，方法类型有夹心法、抑制法和间接法。本实验以尿 HCG 的检测为例介绍 DICA。

【实验原理】

测试时在 A 区滴加尿液（或将 A 区浸入尿液中），通过层析作用，尿液向 B 区移动，流经 G 区时将胶体金标记的抗 β - HCG 复溶，若尿液中含 HCG，即结合形成胶体金抗 β - HCG - HCG 复合物；继续移行至 T 区时，HCG 复合物与抗 α - HCG 结合，形成胶体金抗 β - HCG - HCG - 抗 α - HCG 复合物，胶体金抗 β - HCG 被固定下来，在 T 区显示红色线条，为阳性反应；多余的胶体金抗 β - HCG 继续移行至 C 区时，被羊抗鼠 IgG 捕获，显示红色质控线条（图 21 - 1）。

【主要试剂与器材】

1. 商品化早早孕胶体金诊断试纸条。

2. 孕妇尿液。

3. 尿液采集杯。

【操作方法】

1. 取出试纸条平衡至室温。

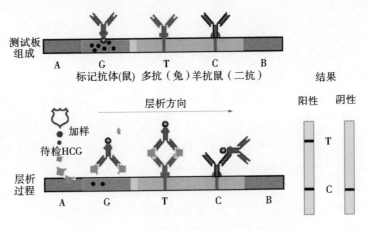

图 21-1　斑点免疫金层析试验原理示意图

2. 撕开试纸条（铝箔）袋，取出试纸条，将试纸标有 MAX 的一端浸入尿液中。

3. 待 10 秒左右，取出置室温平放。

4. 5 分钟内，目测观察结果。

【结果判定】

1. 阳性　在试纸条质控区和测试区同时呈现两条红色线，提示尿液中含有 HCG。

2. 阴性　只在试纸条质控区呈现一条红色线，而在测试区无红色线，提示尿液中检测不出 HCG。

3. 无效　在试纸条质控区无红色线出现，提示实验失败或试纸无效。

【注意事项】

1. 打开铝箔袋后，请勿将试纸条置于空气中过久，以免受潮。

2. 避免试纸条一端插入尿液过深，液面不得超过试纸条的 MAX 线。

3. 当 HCG 浓度很高时，检测线颜色可能偏浅，属于正常现象。

4. 若发现试纸条检测结果无效，应仔细检查实验操作是否规范，并用一试纸条重新检测，如果仍然出现相同结果，应立即停止使用该批号产品，换用新批号试纸条重新检测。

5. 若检测结果可疑，应选用阳性标本做对照实验，必要时选用其他方法证实。

【方法评价】

胶体金免疫层析试验操作简单、快速，可单份测定；无需任何仪器设备，试剂稳定、便于保存和运输等特点，特别适用于急诊检验、现场检验、家庭检验及需要大面积推广的筛查项目的检验等，是即时检验（point of care test, POCT）的主要手段之一。缺点是不能对待测物质进行准确定量，仅限于检测正常体液中不存在或特殊情况下异常增高的物质。

【临床应用】

DICA 特别适合于床旁检验要求的检测项目。近年来国内外已研发的商品化试剂品种多达数十种，测定项目涵盖激素（如 HCG、LH、FSH 等）、肿瘤标志物（如 AFP、CEA 等）、感染类疾病相关的抗原抗体（如 HBsAg、HBsAb、抗 HCVAb、抗 HIVAb 等）、心血管疾病标志物（如肌钙蛋白、肌红蛋白等）以及毒品方面（如吗啡、可卡因等）。

思考题

1. 说明当 HCG 浓度很高时，检测线颜色偏浅的原因。

2. 若临床上需开展梅毒抗体的金标检测，请设计检测梅毒抗体的胶体金免疫层析试验。

（汪光蓉）

笔记

实验二十二　检出限评价实验

ISO 15189 补充文件 CNAS - CL39《医学实验室质量和能力认可准则在临床免疫学定性检验领域的应用说明》要求，免疫学定性试验应进行性能验证，至少包括检出限和符合率。国际纯粹和应用化学联合会（International Union of Pure and Applied Chemistry，IUPAC）和美国临床和实验室标准协会（Clinical and Laboratory Standards Institute，CLSI）都明确规定了检出限的定义和测定方法，但两者有一定差别，在临床检验领域常被混淆。CNAS - CL39 规定，实验室应对厂商建立的检测项目的检出限进行验证。本实验以 CLSI 于 2004 年发布的《确定检出限与定量检出限方案》即 EP17 - A 文件为参考，介绍检出限验证的方法，因为检出限与空白限有关联，所以两者都要验证。

检出限（limit of detection，LOD）在 EP17 - A 文件中是指样本中可被检测到的最低分析物浓度，可以在规定的可能性条件下予以检出，但还不能量化为一个确切的值。空白限（limit of blank，LOB）在 EP17 - A 文件中是指在规定的条件下，空白样品被观察到的最大检测结果。

【实验方案】

1. 实验室从试剂说明书或试剂批批检报告获得厂商建立的 LOB 值和 LOD 值。

2. 空白限验证　对空白样品（阴性血清或阴性质控物）进行 20 次重复测定，记录吸光度值（A 值），如果 85% 的数据小于厂商声明的 LOB 的 A 值，则验证通过，可直接使用厂商声明的 LOB。

3. 检出限验证　将低值标准物质（质控物或校准物）用阴性血清稀释至厂商给定的 LOD 浓度值水平，进行 20 次重复测定，记录吸光度值（A 值），如果 85% 的数据大于厂商声明的 LOB 的 A 值，则验证通过，可直接使用厂商声明的 LOD。

本实验以验证某厂商 ELISA 法测定 HBsAg 的 LOB（吸光度为 0.10）、LOD（0.2IU/mL）为例，进行检出限评价。

【试剂与器材】

1. **样本**　HBsAg 阴性血清样本；HBsAg 质控物，1IU/ml，用阴性血清按 1∶4 稀释至 0.2IU/ml。

2. **试剂**　ELISA 法检测 HBsAg 试剂盒、HBsAg 阴、阳性质控物。

3. **器材**　酶标仪、洗板机、恒温箱、精密移液器等。

【操作方法】

1. **试剂准备**　从冷藏冰箱取出试剂盒，室温平衡 30 分钟，取出微孔条置于微孔板上。将浓缩洗涤液用去离子水稀释 20 倍。

2. **编号**　将样品对应微孔板按序号编号，设阴性对照 3 孔，阳性对照 2 孔，空白对照 1 孔。

3. **加样**　在相应孔中分别加入待测样品、阴性和阳性对照 100μl，轻轻振荡混匀。

4. **温育**　用封板膜封板后，置（37±1）℃温育（60±2）分钟。

5. **加酶**　每孔加入酶标试剂 50μl（空白除外），轻轻振荡混匀。

6. **温育**　用封板膜封板后，置（37±1）℃温育（30±1）分钟。

7. **洗板**　小心揭掉封板膜，用洗板机洗涤 5 次，最后一次尽量扣干。

8. **显色**　每孔加入显色剂 A、B 液各 50μl，轻轻振荡混匀，（30±1）℃，避光显色（30±1）分钟。

9. 测定 每孔加入终止液 50µl，轻轻振荡混匀，10 分钟内测定结果。酶标仪使用 450nm 单波长或 450nm/600~650nm 双波长，测定各孔 A 值。

10. 结果记录 表 22-1。

表 22-1 HBsAg 检出限验证结果记录表

	1	2	3	4	5	6	7	8	9	10	11	12	13	14	15	16	17	18	19	20
阴性样本 A 值																				
低浓度样本 A 值																				

【结果判定】

厂商 LOB 的 A 值为 0.1，将上表两组数据分别与该值比较。

1. 空白限验证结果 计数阴性样本 A 值小于 0.1 的个数 N_1，$N_1/20 \times 100\% \geq 85\%$ 为验证合格。

2. 检出限验证结果 计数低浓度样本 A 值大于 0.1 的个数 N_2，$N_2/20 \times 100\% \geq 85\%$ 为验证合格。

3. 有效性判定 两者验证均合格，则厂商声明的 LOD 有效。

【方法评价】

在 2014 年 11 月 1 日实施的 2012 版 ISO 15189《医学实验室质量和能力认可准则》补充文件 CNAS-CL39 中，要求免疫定性试验应做检出限验证，但没有提供标准的方法，尤其是检出限的概念多家描述不一。本实验以 EP17-A 文件为主要依据，对免疫定性检验项目进行性能评价，结合临床实际情况，操作简单，易于理解。在低浓度样本的选择上，最好购买与 LOD 值相同的标准品，省去稀释步骤，减少实验误差。本实验是验证厂商建立的 LOD，如果验证不合格，应联系厂商解决或建立自己的 LOD。

【临床应用】

检出限是评价免疫学定性试验性能的一项重要指标，其本意是指检测系统能够检出的最低实际浓度，但此值不是一个确切的值，接近该值的结果有较大的不确定度，与低值阳性质控品结合使用，可提高灰区测定结果的可靠性，所以检出限对检测结果在低浓度时对疾病的诊疗有重要意义的项目非常重要，如法医中的毒物、药物浓度、促甲状腺激素、肌钙蛋白等。

【注意事项】

1. 阴性对照孔 A 值应 ≤0.10，阳性对照孔 A 值应 ≥0.80，否则试验无效。

2. 样本要求 样本无溶血、无重度脂血、无悬浮物、无凝块等；样本在室温平衡 30 分钟以上，冷冻样品实验前需混匀。

3. 建议将空白限（阴性血清）与检出限（稀释后的低值质控物）样本分置于两块微孔板上检测，以免污染。

4. 严格按操作程序操作，内部对照与外部质控结果均符合要求，实验结果才有效。

5. 每个项目每年至少做一次评价，更换试剂厂商或批号时，应重新评价。

6. ELISA 试验操作程序，应以所用试剂说明书为准。

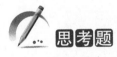 **思考题**

1. 理解检出限、空白限的定义。
2. 检出限在免疫定性检验中的意义是什么？

（燕学强）

实验二十三 符合率评价实验

根据 CNAS – CL39 的要求，免疫学定性试验应进行性能验证，至少包括检出限和符合率。符合率是指试验结果与预期结果之间的一致性。本实验以 ELISA 法测定 HBsAg 为例进行符合率评价。

【实验方案】

购买国家标准血清盘或采集临床诊断明确的阴阳性样本各 20 份，按照标准检测程序进行测定，结果判读，资料统计，按表 23 – 1 计算诊断灵敏度、诊断特异性及符合率。

表 23 – 1 某试验符合率评价数据表

试验结果	预期结果		合计
	阳性	阴性	
阳性	a	b	$a + b$
阴性	c	d	$c + d$
合计	$a + c$	$b + d$	$a + b + c + d$

诊断灵敏度 $= \dfrac{a}{a + c} \times 100\%$，表示试验真阳性数占预期阳性数的百分数。

诊断特异性 $= \dfrac{d}{b + d} \times 100\%$，表示试验真阴性数占预期阴性数的百分数。

符合率 $= \dfrac{a + d}{a + b + c + d} \times 100\%$，表示试验真阳性、真阴性数之和占试验总数的百分数。

以上三个数据均≥80%，为验证符合。

【试剂与器材】

1. 样本 HBsAg 阳性（包含弱阳性）样本 20 份；HBsAg 阴性样本 20 份。

2. 试剂 ELISA 法检测 HBsAg 试剂盒、HBsAg 阴、阳性质控物。

3. 器材 酶标仪、洗板机、温箱、精密移液器等。

【操作方法】

1. 试剂准备 从冷藏冰箱取出试剂盒，室温平衡 30 分钟，取出微孔条置于微孔板上。将浓缩洗涤液用去离子水稀释 20 倍。

2. 编号 将样品对应微孔板按序号编号，设阴性对照 3 孔，阳性对照 2 孔，空白对照 1 孔。

3. 加样 在相应孔中分别加入待测样品、阴性和阳性对照 100μl，轻轻振荡混匀。

4. 温育 用封板膜封板后，置（37 ± 1）℃温育（60 ± 2）分钟。

5. 加酶 每孔加入酶标试剂 50μl，空白除外，轻轻振荡混匀。

6. 温育 用封板膜封板后，置（37 ± 1）℃温育（30 ± 1）分钟。

7. 洗板 小心揭掉封板膜，用洗板机洗涤 5 次，最后一次尽量扣干。

8. 显色 每孔加入显色剂 A、B 液各 50μl，轻轻振荡混匀，（30 ± 1）℃，避光显色（30 ± 1）分钟。

9. 测定 每孔加入终止液 50μl，轻轻振荡混匀，10 分钟内测定结果。酶标仪使用 450nm 单波长或 450nm/600～650nm 双波长，测定各孔 A 值。

【结果判定】

1. 计算 Cut – off 值　Cut – off 值 = 阴性对照孔 A 均值 ×2.1（阴性对照孔 A 值 <0.05，按 0.05 计，A 值 >0.05 按实际值计）。

2. 结果判定　样品 A 值 < Cut – off 值为阴性，样品 A 值 ≥Cut – off 值为阳性。

3. 计算

诊断灵敏度 = 真阳性结果数/20 ×100%；

诊断特异性 = 真阴性结果数/20 ×100%；

符合率 =（真阳性结果数 + 真阴性结果数）/40 ×100%

4. 结论　以上三个数据≥80%，为验证符合。

【方法评价】

在 2014 年 11 月 1 日实施的 ISO 15189 补充文件 CNAS – CL39 中，要求免疫定性试验应做符合率验证，但未提供标准的方法。有些临床实验室以室间质量评价"靶值"为真值，计算符合率，优点是省去实验环节，直接进行数据计算，简单快捷。本实验采用临床诊断明确的乙肝患者（携带者）阳性样本，非乙肝患者（携带者）阴性样本，比以质控品或质评物为样本的实验方法的影响因素少些，但是"临床诊断明确的样本"获取有难度。

【临床应用】

符合率是评价免疫定性试验性能的一项重要指标，其目的是评价其准确性，每个项目每年至少做一次符合率评价，更换试剂厂商时，应评价其符合率。

【注意事项】

1. 阴性对照孔 A 值应≤0.10，阳性对照孔 A 值应≥0.80，否则试验无效。

2. 样本要求　样本无溶血、无重度脂血、无悬浮物、无凝块等；样本在室温平衡 30 分钟以上，冷冻样品实验前需混匀。

3. ELISA 试验操作程序应以所用试剂说明书为准。

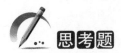 思考题

1. 符合率评价的标准是什么？

2. 本实验的样本来源是什么？

（燕学强）

第四单元　免疫细胞的分离与功能测定

免疫细胞的分离及其数量和功能的测定，是临床检验和免疫学研究中的基本技术之一。免疫细胞的分离技术很多，应根据免疫细胞自身特点和实验室条件选择最切合实际的分离方法，力求简便可行，并能获得高纯度、高得率、高活力的细胞；临床上通常根据各类免疫细胞表面标志物及生物学特性的不同而采用相应的检测技术进行免疫细胞数量和功能的测定，借此判断机体的免疫功能。本单元主要介绍淋巴细胞的分离和功能测定、吞噬细胞的测定以及细胞因子的检测。

实验二十四　外周血单个核细胞的分离

外周血中免疫细胞包括淋巴细胞、单核细胞、粒细胞、红细胞和血小板等，其中单个核细胞包括淋巴细胞和单核细胞，是免疫学实验中最常用的细胞，也可用于进一步分离纯化 T、B 细胞。各种血细胞的大小、密度、表面电荷、黏附能力和细胞表面分子等均存在差异，因此可利用特定的技术将之区分。目前常用的外周血单个核细胞的分离方法是根据各种血细胞密度不同而设计的聚蔗糖 – 泛影葡胺（ficoll – hypaque）密度梯度离心法。

【实验原理】

外周血中各种血细胞的体积、形态和密度均有差异，人红细胞和多形核白细胞密度较大，为 1.080 ~ 1.110，血小板为 1.040 ~ 1.060，单个核细胞密度介于 1.059 ~ 1.077 之间，将稀释后的抗凝血置于密度介于 1.077 ± 0.001 之间近于等渗的聚蔗糖 – 泛影葡胺分离液上，经离心后，不同血细胞因密度不同而呈梯度分布：红细胞和多核白细胞密度较大，故沉于管底；血小板因密度小而悬浮于血浆中；单个核细胞密度与分离液相当，悬浮于分离液上层界面，呈云雾状。吸取云雾层细胞，经洗涤后即获得人外周血单个核细胞。

【主要试剂与器材】

1. 肝素抗凝人静脉血。

2. 聚蔗糖 – 泛影葡胺分离液（密度 1.077 ± 0.001）。

3. Hanks 液。

4. 台盼蓝染液（5g/L）。

5. 水平式离心机、显微镜、细胞计数板等。

【操作方法】

1. 取肝素抗凝人静脉血 2ml，再加入等量 Hanks 液混匀。

2. 取 2ml 聚蔗糖 – 泛影葡胺分离液置于离心管中，用毛细吸管将稀释全血 3 ~ 4ml 沿管壁缓慢叠加于分层液上（分离液与稀释血液体积比例通常为 1:2，使两者之间形成清晰的界面）。

3. 配平后置于水平离心机中，2000 转/分钟离心 20 分钟。

4. 离心后管内容物从下至上分为四层，依次为红细胞和粒细胞、分离液层、单个核细胞层（云雾层）、血浆层（含血小板和破碎细胞）。

5. 用毛细吸管轻轻插到云雾层，沿管壁周缘吸取单个核细胞，移入另一试管。

6. 加入 4 倍量以上的 Hanks 液，混匀，1500 转/分钟、离心 10 分钟，弃上清，重复洗涤 2 次。末次离心后，吸尽上清，用 Hanks 液或培养液将细胞悬液体积还原至 1ml。取样计数单个核细胞数和淋巴细胞数，计算单个核细胞回收率及淋巴细胞纯度。

7. 取细胞悬液 50 μl 与台盼蓝染液 50 μl 混匀，静置 5 分钟后取样作湿片，在光学显微镜下观察细胞活性。

【结果判定】

$$单个核细胞回收率 = \frac{分离后细胞悬液毫升数 \times 每毫升单个核细胞数}{原全血毫升数 \times 原全血中每毫升单个核细胞数} \times 100\%$$

$$淋巴细胞纯度 = \frac{分离后淋巴细胞总数}{分离后单个核细胞总数} \times 100\%$$

活细胞：排斥染料不被着色，折光性强。

死细胞：染料可渗入死细胞，呈蓝色，体积略膨大。

【注意事项】

1. 分离人和不同种类动物外周血单个核细胞时，对分离液的密度要求不同，如人 1.077 ± 0.001，大鼠为 1.083 ± 0.001，小鼠为 1.092 ± 0.001，兔为 1.096 ± 0.001 等。

2. 将血液稀释后分离可降低血液黏稠度和红细胞聚集，提高单个核细胞的回收率。

3. 分离液应直接加入管底，尽量勿浸沾四周管壁。

4. 将稀释血液叠加于分离液上时，动作要轻，避免冲散界面影响分离效果。

5. 为保持淋巴细胞活性，采血后应尽快分离细胞。

6. 充分洗涤分离后的单个核细胞，可去除大部分混杂的血小板。

7. 用于细胞培养等试验时，整个过程应无菌操作，并保证活细胞比例在 95% 以上。

【方法评价】

密度梯度离心法是目前最理想、最常用的分离单个核细胞的手段，操作简便、快捷，单个核细胞得率可达 80% 以上，淋巴细胞纯度可达 90% 以上，活细胞比例可达 95% 以上。但其中仍可混杂少量的其他细胞。

【临床应用】

本法制备的细胞悬液已能满足许多细胞免疫试验的要求，也可用于进一步制备 T 细胞、B 细胞及单核细胞，是细胞免疫检测中最基本的技术之一，广泛用于细胞免疫试验。

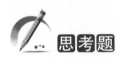
思考题

为什么用密度 1.077 ± 0.001 的聚蔗糖 – 泛影葡胺分离液能够分离人外周血单个核细胞？

（李广华　吕小华）

实验二十五　T 细胞及其亚群的分离

T 细胞在适应性免疫应答中占据核心地位，根据其是否表达 CD4 或 CD8，T 细胞分为 CD4$^+$T 细胞和 CD8$^+$T 细胞，分别通过不同的作用机制参与机体的免疫应答。T 细胞及其亚群的分离是进行细胞免疫方面检测的基础，目前 T 细胞的分离方法主要有尼龙毛柱分离法、免疫磁珠分离法、流式细胞仪分离法、E 玫瑰花环形成分离法、亲和板结合分离法和补体介导的细胞毒分离法等。本实验介绍尼龙毛柱分离 T 细胞及免疫磁珠法分离 T 细胞亚群。

一、T 细胞的分离

尼龙毛柱（nylon wool）分离法是 Julius 等最早建立的一种分离 T 细胞的方法，将鼠的脾细胞和淋巴细胞悬液加入到尼龙毛柱中，通过洗脱最后获得 T 细胞。

【实验原理】

根据 B 细胞及单核细胞具有易黏附于尼龙毛表面的特性，而 T 细胞则不易黏附的特点，将 T 细胞分离。混合的淋巴细胞悬液在通过尼龙毛柱时，B 细胞、浆细胞、单核细胞和一些辅助细胞被选择性粘附于尼龙毛上，而多数 T 细胞则通过尼龙毛柱从尼龙毛上洗脱下来。

【主要试剂与器材】

1. 待检标本　单个核细胞悬液（制备方法详见实验二十四）。

2. 尼龙毛、50ml 玻璃注射器。

3. Hanks 液、新生牛血清、RPMI－1640 细胞培养液、0.2% 台盼蓝染液。

4. 水平式离心机、细胞计数板、计数器、显微镜、温箱。

5. 烧杯、铝箔、漏斗及胶管等。

【操作方法】

1. 尼龙毛的清洗与干燥　将尼龙毛（1 包或 2 包、每包 35g）置烧杯中，加蒸馏水或去离子水，用铝箔盖上烧杯并煮沸 10 分钟，冷却至室温，放入漏斗内，使水滴干，冲洗尼龙毛 3～4 次，将清洗的尼龙毛置于 37℃温箱干燥 2～3 天，贮藏备用。

2. 装尼龙毛柱　取 50ml 玻璃注射器，拔去注射器芯，在注射筒针头端套上一段带夹子的胶管；将尼龙毛梳理，并适当折叠（以适应注射筒的直径）后，填入注射筒内（约 20ml 的体积），将填好尼龙毛的注射筒连同注射器芯一起包好，高压灭菌。

3. 分离细胞　将注射筒垂直固定于支架上，倒入 37℃的 RPMI－1640 细胞培养液，关闭阀门一定时间，然后打开阀门，放掉细胞培养液，关上阀门，将要分离的细胞液用预温的细胞培养液稀释配制成浓度为 $5×10^7$/ml 的细胞悬液，将配制好的细胞悬液倒入注射筒，使之没过尼龙毛，盖上注射筒，37℃温育 45～60 分钟，打开下口，缓慢放流（1 滴/分钟），收集于离心管中，最后离心，即获所需的 T 细胞。关闭注射筒下口，于注射筒内加入 0.85% 冷生理盐火、振荡，并套上注射器芯，打开下口，推出注射器内液体，即获得粘附于尼龙毛表面的 B 细胞、单核细胞等。

【结果判定】

可用 E 玫瑰花环形成试验或 CD4 和 CD8 单克隆抗体鉴定 T 淋巴细胞的纯度，或用台盼蓝染色试验鉴定细胞活力。

【注意事项】

1. 用该方法进行分离时，T 淋巴细胞也常有一部分被吸附，吸附的多少与尼龙毛的质量有关，与装柱的松紧也有关系。

2. 柱内液体要没过尼龙毛，温育要控制好温度，要注意控制细胞悬液的流速，过快会造成其他淋巴细胞的混入，降低 T 细胞的纯度。

【方法评价】

1. 尼龙毛分离法操作简便易行，无需特殊仪器，对细胞损伤小，重复性好，用过的尼龙毛可回收、清洗再用。

2. 尼龙毛分离法利用 B 细胞和单核细胞具有易黏附于尼龙纤维表面的特性，可将 T 和 B 细胞分开。

3. 分离的 T 细胞纯度不高（T 细胞的回收率约 50% ~ 60%），由于尼龙毛柱会选择性滞留某些 T 细胞亚群，使其回收率较低，且操作繁琐，尼龙毛来源少，不易购得，进口的尼龙毛又非常昂贵。

4. 尼龙毛分离法不能获得纯化的 T 细胞。

【临床应用】

该方法适用于一般实验室分离 T 细胞及 B 细胞，是目前分离 T、B 细胞的方法之一。

思考题

1. 简述尼龙毛分离法分离 T 细胞的原理。

2. 分离的 T 细胞如何进行纯度和活力鉴定？

二、T 细胞亚群的分离

免疫磁珠（immunomagnetic beads, IMB）最早是由 John Ugelstad 等于 20 世纪 80 年代初制备出的一种与抗体相连的磁化聚苯乙烯微粒。1990 年 Mihenyi 建立了免疫磁珠法分离细胞。本实验介绍免疫磁珠法分离外周血 CD4$^+$T 细胞和 CD8$^+$T 细胞。

【实验原理】

将特异性抗 T 细胞亚群的单克隆抗体交联于磁性微粒表面形成免疫磁珠，加入外周血单个核细胞（PBMC）悬液，免疫磁珠上的 T 细胞单克隆抗体与 PBMC 中的 T 细胞表面抗原反应，形成抗体抗原复合物。在磁场中，借助磁力的作用，结合 T 细胞的免疫磁珠被固定，而未结合的 B 细胞和其他细胞不在磁场中停留被洗脱，从而使细胞得以分离，然后再从免疫磁珠上洗脱 T 细胞。

【主要试剂与器材】

1. 待检标本　PBMC 悬液（制备方法详见实验二十四）。

2. CD4、CD8 免疫磁珠。

3. CD4$^+$FITC、CD8$^+$FITC、IgG1 – FITC。

4. 磁性细胞分离器、分离柱。

5. 流式细胞仪。

6. Hanks 液、新生牛血清、0.2% 台盼蓝染液。

7. 缓冲液　pH 7.2 PBS 缓冲液（含 0.5% 新生牛血清、2mmol/L EDTA）。

8. 离心机、Eppendorf 管、细胞计数板、显微镜、毛细吸管等。

【操作方法】

1. PBMC 计数　取 15μl PBMC 悬液加入细胞计数板上，显微镜下计数 4 个大方格内的细胞总数及观察细胞活力。

2. CD4$^+$T 细胞和 CD8$^+$T 细胞分离　将 2ml PBMC 悬液（细胞浓度 2×10^7/ml）均分至两个 1.5ml Eppendorf 管中，3000 转/分钟（20℃）离心 10 分钟，弃上清；用缓冲液重悬细胞悬液（细胞浓度 2×10^7/ml），取 80μl 细胞悬液加 20μl CD4 免疫磁珠或 CD8 免疫磁珠，充分混匀，在 4 ~ 8℃ 孵育 15 分钟；用 1ml 缓冲液洗涤细胞，3000 转/分钟（20℃）离心 10 分钟，弃上清；取 500μl 缓冲液重悬细胞。将分离柱放置在分离器的磁场中，以 500μl 缓冲液漂洗，然后将 500μl 细胞悬液加入分离柱中；再用 500μl 缓冲液冲洗分离柱，如此重复操作 3 次；最后收集流出液，流出液中含非 CD4$^+$T 细胞或非 CD8$^+$T 细胞；自分离器中取出分离柱，用 1000μl

缓冲液加压冲洗分离柱，收集流出液，此为 CD4$^+$T 细胞或 CD8$^+$T 细胞。

3. 细胞活力检测　细胞纯化前后分别取 15μl 细胞悬液与等体积台盼蓝溶液混合，显微镜下观察，不着色、发亮者为活细胞，着色胀大者为死细胞，计算 200 个细胞中活细胞的百分率。

5. 流式细胞仪评估 CD4$^+$T 细胞或 CD8$^+$T 细胞纯度　调整细胞浓度为 $1 \times 10^6/ml$，细胞测定管中加入细胞悬液 50μl，再加入 5μl CD4$^+$ FITC 或 CD8$^+$ FITC，充分混匀，避光孵育 20 分钟。对照管中加入细胞悬液 50μl，加入 5μl IgG1 – FITC，充分混匀，避光孵育 20 分钟。流式细胞仪检测。

【结果判定】

1. 显微镜下观察计数　CD4$^+$T 细胞或 CD8$^+$T 细胞经台盼蓝染色后、计算 CD4$^+$T 细胞或 CD8$^+$T 细胞（活细胞）百分率。

2. 流式细胞仪观察并计数 CD4$^+$T 细胞和 CD8$^+$T 细胞总数，计算百分率。

【注意事项】

1. 外周血充分抗凝，避免溶血和凝血，血液应尽早分离。

2. 血液置于淋巴细胞分离液上时，应沿着管壁轻轻滴加，避免冲力过大破坏分层。

3. 细胞标记时要掌握温度和时间，避免非特异标记。

4. 细胞悬液加入分离柱滤过时，应避免形成气泡，要尽可能除去血小板以防血小板聚集堵塞分选柱，影响分选率。必要时需要在过滤前用 30μm 尼龙滤网过滤细胞悬液。

5. 分离过程中，试剂应先预冷，细胞尽量保持在低温状态。

【方法评价】

免疫磁珠分离法简便易行，可在无菌条件下进行，细胞丢失少，获得细胞纯度高，且不改变细胞的活力，对细胞损伤少，适合于临床大样本的分离，缺点是价格较贵。

【临床应用】

用于分离 CD4$^+$T 细胞和 CD8$^+$T 细胞，作为 CD4$^+$T 细胞和 CD8$^+$T 细胞后续的免疫机制研究。

　思考题

1. 简述免疫磁珠法分离 T 细胞亚群的原理。

2. 免疫磁珠法分离 T 细胞亚群具有哪些优点？

（吕小华　李广华）

实验二十六　T 细胞的分类计数

淋巴细胞（lymphocyte）主要包括 T 细胞、B 细胞和 NK 细胞等，淋巴细胞亚群的数量和比例在免疫缺陷病、自身免疫病、肿瘤等情况下将发生改变，对淋巴细胞进行分类和计数有助于了解机体的免疫状态。本实验介绍流式细胞术（Flow cytometry，FCM）对 T 细胞的分类和计数。

【实验原理】

选择 T 细胞表面标志 CD3、CD4、CD8 的荧光素标记 McAb，荧光素标记的 McAb 与细胞表面的 CD 分子结合，通过流式细胞仪检测 CD 分子阳性表达的细胞表型，数据处理后可对 CD3$^+$

T 细胞以及 CD3$^+$CD4$^+$和 CD3$^+$CD8$^+$亚群进行分析，计数总 T 细胞和各 T 细胞亚群所占的百分比，并得出 CD4/CD8 的比值。

【主要试剂与器材】

1. 荧光素标记的鼠抗人 CD 分子的单克隆抗体（CD4 – FITC、CD8 – PE、CD3 – PerCP）。

2. 红细胞裂解液。

3. PBS。

4. 流式细胞仪、水平离心机、FCM 专用进样管、移液器等。

【操作方法】

1. 将荧光素标记的单克隆抗体（CD4 – FITC、CD8 – PE、CD3 – PerCP），加入流式专用进样管中。检测多荧光标记样品需要调节荧光补偿，因此另取 4 支流式专用进样管中，分别加入 PBS 和 3 种不同荧光标记的抗体。

2. 取 EDTA 抗凝静脉血 100μl，加到上述流式专用进样管底部。

3. 轻轻震荡混匀，室温（18～25℃）避光染色 15 分钟。

4. 加入红细胞裂解液 2ml，轻轻震荡混匀，室温放置 10 分钟。

5. 1500 转/分钟离心 5 分钟，弃上清液，再用 PBS 洗涤 2 次，加入 0.3～0.5ml PBS 重悬细胞。

6. 先通过检测单个荧光素标记抗体染色的样品管，调节 FCM 分析方案的荧光补偿，再逐一检测待测样品，并用专用软件分析。

【结果判定】

以阳性细胞百分比表示：在检测细胞总数中，CD3$^+$细胞所占百分比，再分析 CD3$^+$CD4$^+$T 细胞和 CD3$^+$CD8$^+$T 所占比例。正常人外周血中 CD3$^+$T 细胞占淋巴细胞总数的 60%～80%；CD3$^+$CD4$^+$T 为 35%～55%，CD3$^+$CD8$^+$T 细胞 20%～30%；CD4$^+$/CD8$^+$细胞比值为 1.5～2.0。

【方法评价】

检测细胞亚群的方法很多，但 FCM 具有检测速度快、测量指标多、采集数量大（通常检测 1 万个以上的细胞）、分析全面、方法灵活等特点，是普通免疫荧光显微镜技术无法比拟的。虽然存在仪器昂贵、试剂价格偏高、样品不能长期保存等缺点，但该方法敏感性高、省时、结果准确客观，在临床检验工作中应用日益增加。

【临床应用】

T 细胞的分类和计数临床主要用于评价免疫缺陷病、恶性肿瘤、自身免疫病患者的免疫功能状态。

1. 总 T 细胞（CD3$^+$T 细胞）　总 T 细胞增高提示 T 细胞功能增强，见于某些自身免疫性疾病，如 SLE、重症肌无力、甲状腺功能亢进和慢性活动性肝炎，或器官移植排斥反应等；总 T 细胞降低提示 T 细胞功能减弱，见于某些类型白血病、应用了免疫抑制药物、放化疗治疗、AIDS 等，以及营养不良、过度疲劳等导致的免疫功能降低。

2. CD4$^+$T 细胞　CD4$^+$T 细胞增高可见于各种细菌性感染；CD4$^+$T 细胞降低可见于某些病毒感染时。如 HIV 感染 CD4$^+$T 可减少明显。处于不同阶段的 HIV 感染者，体内 CD4$^+$T 细胞的百分率和绝对数呈动态变化，检测外周血 CD4$^+$T 细胞的百分率和绝对数量可判断患者免疫状态。

3. CD8$^+$T 细胞　CD8$^+$T 细胞增高见于病毒（HBV、CMV、EB 病毒等）或胞内寄生菌（结核分支杆菌等）感感染；CD8$^+$T 细胞降低见于先天或后天的细胞免疫缺陷，例如胸腺发育不良、严重的联合免疫缺陷和糖尿病。

4. CD4$^+$/CD8$^+$比值　CD4$^+$/CD8$^+$比值增高可见于自身免疫病，如 SLE 和多发性硬化，以及器官移植排斥反应等；CD4$^+$/CD8$^+$比值降低见于 AIDS、胸腺发育不良、严重联合免疫缺陷病和糖尿病；某些病毒、细菌感染和恶性肿瘤。

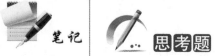

思考题

1. 人外周血 T 淋巴细胞总数和 CD4 $^+$ 阳性细胞与 CD8 $^+$ 细胞的比值分别为多少？
2. 简要概括 FCM 分析 T 淋巴细胞亚群的原理。
3. FCM 技术分析淋巴细胞亚群有哪些优点？

附　流式细胞仪简介

流式细胞仪是集多项高科技而成的细胞分析测量仪器，能精确、快速、高通量对液相的单个细胞或悬浮颗粒的理化及生物学特征进行多参数定量分析。

（一）流式细胞仪的基本结构

流式细胞仪由三个主要系统构成：液流系统、光学系统和信号检测与数据分析系统，此外，有细胞分选功能的流式细胞仪还配备有细胞分选系统。

（二）流式细胞仪分析原理

适当压力下，鞘液包绕着细胞（或微粒）通过喷嘴进入流动室；激发光照射到细胞上，光线发生散射和折射；标记于细胞表面或内部的荧光素被激发并发射出荧光。用检测器检测与激发光束成 90°角的 SSC、激发光束方向小角度（1°～6°）偏转的前向散射光 FSC 以及不同波长荧光。仪器的电子系统将 FSC、SSC 和各波长的荧光信号转换为电信号（模拟信号）并进行放大，再将模拟信号转换为数字信号，以列表模式（LSD）数据和图型形式储存于计算机。采用分析软件对 LSD 进行单参数和多参数的组合分析后，显示细胞的各种信息。

（三）流式细胞仪的参数和数据分析

1. 数据参数　仪器检测散射光信号和荧光信号并储存。散射光即 FSC 和 SSC，分别反应细胞的大小和内部结构的复杂程度。荧光强度（FL）是细胞或细胞上的荧光染料被激光激发后发射出的荧光，不同的荧光燃料其发射波长不同，荧光信号的强弱代表检测分析标志的特征。

2. 设门分析　流式细胞术通过"设门"技术选定符合特定参数的细胞群体，并对该群体做分析。所谓门是指在一张选定的图（例如单参数直方图和双参数散点图）上，按科学意义划分出特定的细胞群体。按形状可分为圆形门、多边形门、矩形门、线性门和十字门等。

3. 数据显示方

（1）单参数直方图　单参数分析时可采用单参数直方图显示实验结果。X 轴代表某荧光检测通道的荧光或散射光强度，Y 轴代表检测通道内出现的具有相同光信号强度细胞的频度，即相对细胞数。在直方图内设门分析后，计算机可对选定区域的数据进行定性或定量分析。

（2）二维点图　双参数散点图的图中每个点代表一个细胞，该点在图中有两个参数值。

（3）等高线图　把代表相同数目的点依次连接起来所形成密闭的曲线，类似地图中所使用的等高线，越往里面的曲线代表细胞数目越多，等高线密集的地方代表着细胞数目变化快。

4. 假三维图　在双参数图的基础上，用计算机软件将细胞数目设为 Z 轴，来立体展示不同二维参数的细胞分布情况，图中的一维不是参数而是细胞数目，也称为假三维图。

当数据的参数多于 3 个时，多采用组合设门技术。此外，还可采用多参数矩阵来统计多参数组合细胞的特征，如百分率和平均荧光强度等。

（李妍）

笔记

实验二十七　T细胞增殖试验

T淋巴细胞在适应性免疫应答中起核心地位，不但介导细胞免疫应答，在胸腺依赖性抗原诱导的体液应答中亦发挥重要的辅助作用。当T淋巴细胞受到特异性抗原或非特异性有丝分裂原刺激后，可出现淋巴细胞增殖现象，淋巴细胞增殖能力或转化率的高低，可反映机体细胞免疫水平。因此，检测T淋巴细胞增殖功能可了解机体免疫功能，并有助于某些疾病的辅助诊断、疗效观察及科研分析。T细胞增殖试验的方法有形态学方法、MTT比色法和^{3}H-胸腺嘧啶核苷（^{3}H-TdR）掺入法等，可根据不同的实验条件及实验目的进行选择。

一、形态学方法

【实验原理】

T淋巴细胞在体外培养过程中，受到有丝分裂原（如PHA）刺激后，可向淋巴母细胞转化，细胞表现为体积增大、胞质增加而浅染、出现空泡、核仁明显、核染色质疏松，部分细胞出现有丝分裂。将细胞制片、染色、在显微镜下观察细胞转化的形态，计数转化细胞的百分率，可反映机体的细胞免疫功能。

【主要试剂与器材】

1. 标本　肝素抗凝人外周静脉血。

2. RPMI-1640培养液（pH 7.2~7.4）。

3. PHA　用RPMI-1640培养液配成500~10000 μg/ml。

4. 姬姆萨（Giemsa）染液。

5. 固定液（甲醇与冰醋酸按9:1混合）。

6. CO_2培养箱、超净台、离心机、计数器及显微镜、细胞培养瓶等。

【操作方法】

1. 取肝素抗凝血0.2ml，注入预先加有1.8ml RPMI-1640培养液的培养瓶内，同时加入PHA（100μg/ml）0.1ml，对照瓶内不加PHA。混匀后置37℃ 5% CO_2培养箱内培养3天，期间每天旋转摇匀一次。

2. 培养结束，2500转/分钟离心10分钟，弃上清，沉淀加5ml固定液，室温作用5分钟。

3. 2000转/分钟离心10分钟，弃上清，留0.2ml沉淀细胞推片、干燥。

4. 姬姆萨染液染色10~20分钟，水洗，干燥。

5. 油镜计数200个淋巴细胞中转化细胞的数量，计算转化率。

【结果判定】

1. 未转化细胞（成熟淋巴细胞）与转化细胞（包括淋巴母细胞和过渡型淋巴细胞）的形态特征

（1）未转化细胞　与未经培养的小淋巴细胞大小一样，直径为6~8μm，核染色质致密，无核仁，核/胞浆比例大，胞浆染色为轻度嗜碱性。

（2）过渡型淋巴细胞　比小淋巴细胞大，约10~20μm，核质染色略有疏松，但具有明显的核仁，此为与未转化淋巴细胞的鉴别要点。

（3）淋巴母细胞　细胞体积增大，直径约20~30μm，形态不整齐，常有伪足状突起，核染色质疏松，有核仁1~3个，胞浆增多，常出现空泡。

2. 按上述形态特征检查推片的头、体、尾三部分，计数200个淋巴细胞，算出转化率。

笔记

$$淋巴细胞转化率 = \frac{转化的淋巴细胞数}{转化的淋巴细胞数 + 未转化的淋巴细胞数} \times 100\%$$

转化率在一定程度上可反映细胞免疫功能，正常情况下，PHA 诱导的淋巴细胞转化率为 $60\% \sim 80\%$。

【注意事项】

1. 培养基成分对转化率有较大影响，应在有效期内使用。

2. 培养时要保证有足够的气体，一般 10ml 培养瓶内液体总量不要超过 2ml。

3. PHA 剂量过大对细胞有毒性，太小不足以刺激淋巴细胞转化，试验前应先测定 PHA 最适浓度。

4. 实验中要严格无菌操作，防止污染。

【方法评价】

形态学方法简便易行，无需特定仪器设备，普通光学显微镜便能观察结果，易于开展。但结果判断主要依靠肉眼观察形态学变化，易受主观因素影响，重复性和准确性较差。

二、MTT 比色法

【实验原理】

MTT 是一种淡黄色的四甲基噻唑盐，细胞内线粒体琥珀酸脱氢酶催化其发生的呈色沉淀反应可反映细胞增殖程度。淋巴细胞受 PHA 刺激增殖时，通过线粒体能量代谢过程，可将外源性 MTT 代谢形成蓝紫色结晶甲臢（formazan），沉积于细胞内或细胞周围，甲臢的形成量与细胞增殖活化的程度呈正相关。异丙醇或二甲亚砜等有机溶剂能溶解甲臢，故可用酶联免疫检测仪测定细胞培养物的 A_{570nm} 值来反映细胞增殖情况。

【主要试剂与器材】

1. 标本　肝素抗凝人外周静脉血。

2. RPMI - 1640 培养液、PHA 等同"形态学法"。

3. 5mg/ml MTT 溶液　用 pH 7.4 0.01mol/L PBS 缓冲液配制，溶解后用针头滤器经 0.22μm 滤器过滤除菌，4℃避光保存。

4. 0.04mol/L HCl - 异丙醇　取异丙醇 300ml 加浓盐酸 1ml 混合即可。

5. 酶联免疫检测仪、96 孔细胞培养板、CO_2 培养箱等。

【操作方法】

1. 密度梯度离心法分离外周血单个核细胞，并用含 10% 小牛血清的 RPMI - 1640 培养液悬浮细胞，细胞浓度调至 $2 \times 10^6/$ ml。

2. 将细胞加入 96 孔培养板中，100μl/孔，每个样品三个复孔，并设相应对照孔。实验孔每孔加含 PHA（10μg/ml）的 RPMI - 1640 培养液 100μl，对照孔加不含 PHA 的 RPMI - 1640 培养液 100μl，混匀后置 37℃、5% CO_2 培养箱内培养 68 小时。

3. 离心后每孔吸弃上清液 100μl，加 MTT 10μl/孔，混匀后继续培养 4 小时。培养结束时加 10μl HCl - 异丙醇，静置 10 分钟，充分溶解后置酶联免疫检测仪分别测定 570nm 和 630nm 波长的 A 值。

【结果判定】

以刺激指数（SI）判断淋巴细胞转化程度：

$$刺激指数（SI） = \frac{实验孔 A_{570nm} 均值 - 实验孔 A_{630nm} 均值}{对照孔 A_{570nm} 均值 - 对照孔 A_{630nm} 均值}$$

【注意事项】

1. 加入 HCl - 异丙醇后要在 1 小时内进行测定，若 1 小时内来不及测定，可将未加 HCl -

异丙醇的培养板置 4℃ 保存，测定前取出，室温静置后再加 HCl – 异丙醇，按上法测定。

2. 实验过程注意无菌操作。

【方法评价】

MTT 比色法最大的优点是测定迅速，可用酶联免疫检测仪同时多孔测定，操作简单、结果准确，与 ³H – TdR 掺入法相关性好，无放射性污染，但敏感性较 ³H – TdR 掺入法稍差。

三、³H – TdR 掺入法

【实验原理】

T 淋巴细胞受 PHA 或特异性抗原刺激后，发生有丝分裂，细胞进入 S 期，DNA 合成明显增加，此时在细胞培养液中加入氚标记的 DNA 合成原料胸腺嘧啶核苷（³H – TdR），可被细胞摄入而掺入新合成的 DNA 中，测定 ³H – TdR 的掺入量，可判定细胞的增殖程度。

【主要试剂与器材】

1. 标本　肝素抗凝人外周静脉血。

2. RPMI – 1640 培养液、PHA 等 同"形态学法"。

3. ³H – TdR 工作液　最好选用放射比活性为 74 ~ 370MBq/mmol 的制品，按 1:20 的比例将浓度为 1mCi/ml 的 H – TdR 用 RPMI – 1640 培养液稀释（终浓度为 50μCi/ml），4℃ 保存。

4. 闪烁液　2，5 – 二苯基噁唑（PPO）5.0g、1，4 – 双 –（5 – 苯基噁唑基 – 2）苯（POPOP）0.5g 溶于 1000ml 二甲苯中。

5. 96 孔细胞培养板、CO_2 培养箱。

6. 49 型玻璃纤维滤纸、多头细胞收集器、闪烁杯、β – 液体闪烁计数器。

【操作方法】

1. 密度梯度离心法分离外周血单个核细胞，用 RPMI – 1640 培养液将细胞浓度调至 1×10^6/ml。

2. 将细胞加入 96 孔培养板中，100μl/孔，每个样品做 6 孔，其中 3 孔为实验组，每孔加 PHA（100μg/ml）100μl；3 孔为对照组，每孔加 RPMI – 1640 培养液 100μl。

3. 混匀后置 37℃ 5% CO_2 培养箱内孵育 40 ~ 48 小时，每孔加 ³H – TdR 20μl，继续培养 6 ~ 24 小时。

4. 用多头细胞收集器将每孔培养物分别收集于玻璃纤维滤纸上，抽气过滤并用蒸馏水洗涤。

5. 滤纸放置 50℃ 烘干约 1 小时后，分别将每片滤纸浸于闪烁液中，每杯 3 ~ 5 ml。

6. 在 β – 液体闪烁计数器上测定每个样品的每分钟脉冲数（cpm）值。

【结果判定】

以刺激指数（SI）判断淋巴细胞增殖程度：

$$刺激指数（SI） = \frac{实验组 cpm 均值}{对照组 cpm 均值}$$

【注意事项】

1. 本法影响因素较多，如细胞浓度、培养时间、³H – TdR 的活性及加入时间等，需严格控制实验条件。特别需要注意的是 ³H – TdR 的加入时间应在细胞分裂周期中的 S 期（合成 DNA），加入过早不仅不被细胞摄取，反而被降解为胸腺嘧啶，不能作为合成 DNA 合成的原料。一般在培养终止前 6 小时或 16 小时加入 ³H – TdR，此时掺入量高。

2. 闪烁液一般可重复使用 3 ~ 5 次，但应于重复使用前先测本底，若大于 250cpm 则不能使用。

3. 平行样品的孔间误差应 ≤20%。

【方法评价】

³H－TdR 掺入法克服了形态学法易受主观因素影响的缺点，结果更客观、准确、重复性好，但需具备特定的仪器设备，并且放射性核素对环境有污染，需要特殊防护设备。

【临床应用】

T 细胞增殖试验用于测定细胞增殖活性、细胞因子促增殖活性、大规模抗肿瘤药物筛选及某些细胞毒反应。

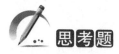

1. T 细胞增殖试验常用的方法有哪些？原理如何？各有何优缺点？
2. 转化的淋巴细胞形态上有何特征？

（吕小华　李广华）

实验二十八　B 细胞分泌抗体能力检测

B 细胞主要产生免疫球蛋白，参与机体体液免疫应答，B 细胞功能低下或缺乏者对外源性抗原刺激的应答能力减弱或缺陷，特异性抗体产生减少或缺如。酶联免疫斑点试验（ELISPOT）是一种既可检测抗体分泌细胞，又可检测抗体分泌量的方法。

【实验原理】

用抗原包被固相载体，加入待测的抗体产生细胞，即可诱导抗体的分泌。分泌的抗体与包被抗原结合，在抗体分泌细胞周围形成抗原抗体复合物，使细胞吸附于载体上，加入酶标记的第二抗体与细胞上的抗体结合，加入底物溶液，紫色的沉淀即在抗体出现的位置形成并表现为斑点。每个斑点代表一个分泌抗体的细胞。

【主要试剂与器材】

1. 抗原稀释液　0.01mol/L pH 7.4 PBS。
2. 洗涤液　0.01mol/L pH 7.4 PBS－Tween20。
3. 70% 乙醇。
4. 含 10% 小牛血清的细胞培养液。
5. PBMC 悬液。
6. 含 0.5% 小牛血清的 PBS。
7. 0.5mg/ml 生物素化单克隆抗体 MT78/145。
8. 链霉亲和素标记的碱性磷酸酶。
9. 底物溶液　BCIP/NBT。
10. ELISPOT 板、CO₂培养箱、解剖显微镜、ELISPOT 分析仪等。

【操作方法】

1. 取 ELISPOT 板，每孔加入 70% 乙醇 50μl，室温下处理 2 分钟，然后甩干，用无菌 PBS 洗涤，每孔加入 200μl，洗涤 5 次。
2. 用 pH 7.4 的灭菌 PBS 稀释抗原至合适浓度（1~50μg/ml）。每孔加入稀释抗原 100μl 包被，4~8℃ 孵育过夜。
3. 甩出包被液，用 200μl 无菌 PBS 洗涤 5 次，去除多余抗原。

4. 每孔加入 200μl 含 10% 小牛血清的细胞培养液封闭，室温孵育至少 30 分钟。

5. 甩出封闭液，每孔加入 100μl PBMC 悬液。置入加湿的 5% CO_2 培养箱中，37℃ 培养 16~24 小时，这段时间不要移动板，以避免蒸发。

6. 取出 ELISPOT 板，甩出液体，每孔加 200μl 无菌 PBS 洗涤 5 次。

7. 用含 0.5% 小牛血清的 PBS 稀释生物素化单克隆抗体 MT78/145 至浓度 1μg/ml，每孔加入 100μl，室温下孵育 2 小时。

8. 甩出液体，每孔加 200μl 无菌 PBS 洗涤 5 次。

9. 用含 0.5% 小牛血清的 PBS 稀释链霉亲和素标记的碱性磷酸酶（1:1000），每孔加入稀释后的链霉亲和素标记的碱性磷酸酶 100μl，室温下孵育 1 小时。

10. 甩出液体，每孔加 200μl 无菌 PBS 洗涤 5 次。

11. 将 BCIP/NBT 底物溶液通过 0.45μm 的过滤器后，每孔加入 100μl。观察直到明显的斑点出现。

12. 用自来水冲洗 ELISPOT 板终止显色，拿出板清洗膜的底面。

13. 板干燥后，在 ELISPOT 分析仪或解剖显微镜下检测和计数斑点。

【结果判定】

在解剖显微镜下计数，一个斑点代表一个分泌细胞；或在 ELISPOT 分析仪进行分析，对斑点自动计数，并做出不同大小斑点的分布图。后者快速、精确、还能平衡背景信号。

【注意事项】

1. 细胞数量必须适中，太多会造成斑点过密甚至融合，无法计数；太少则不能显现可见斑点。一般细胞数量控制在（1~5）×10^5个/孔之间。

2. 在细胞培养过程中不要摇动 ELISPOT 板，防止斑点模糊。

3. 在培养箱孵育过程中，不要将 ELISPOT 板重叠，防止边缘效应。

4. 包被、封闭、细胞培养等过程要求无菌操作。

5. 实验结束后将 ELISPOT 板室温晾干，不能高于 37℃。

6. 待 ELISPOT 板干燥后，将其避光保存防止褪色。

7. 背景过高的克服方法　增加洗涤的次数；如果需要，增加干燥 ELISPOT 板的时间；掌握好显色时间，防止过度显色。

【方法评价】

ELISPOT 方法既可检测抗体分泌细胞，又可检测抗体分泌量，其优点是稳定、特异、抗原用量少，可同时检测不同抗原诱导的不同抗体分泌，并可定量。

【临床应用】

其 ELISPOT 由于其可在单细胞水平检测和计数特异性分泌抗体和细胞因子的细胞，并具有较高的特异性和敏感性，目前正被广泛应用。

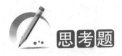
思考题

B 细胞功能检测主要有几种方法？各有什么优缺点？

（陈志坚）

笔记

实验二十九　NK 细胞功能测定

NK 细胞的检测包括数量和杀伤功能测定，目前国内外主要通过检测 NK 细胞的活性来研究 NK 细胞的杀伤功能。NK 细胞活性测定的方法有形态学方法、核素释放法、酶释放法、特异性荧光染料释放法及流式细胞术等，本实验介绍酶释放法测定 NK 细胞功能。

【实验原理】

活细胞的胞浆内含有乳酸脱氢酶（LDH）。正常情况下，LDH 不能透过细胞膜，当细胞受到 NK 细胞的杀伤，LDH 释放到细胞外。释放出来的 LDH 在催化乳酸生成丙酮酸的过程中，使 NAD^+ 还原成 NADH，后者再经递氢体吩嗪二甲酯硫酸盐（PMS）还原碘硝基氯化四氮唑（INT），INT 接受 H^+ 被还原成紫红色甲䐶类化合物。用酶联免疫检测仪测定 A_{490nm} 可反映 NK 细胞杀伤能力。

【主要试剂与器材】

1. 靶细胞　选择 YAC1 细胞株作为靶细胞，实验时多采用处于对数生长期的靶细胞。

2. 效应细胞　人外周血单个核细胞（PBMC）或小鼠脾细胞。

3. pH 7.2 ~ 7.4 Hank 液、RPMI - 1640 完全培养液、pH 8.2 0.2mol/L Tris - HCl 缓冲液、1% NP40 或 2.5% Triton。

4. LDH 基质液　硝基氯化四氮唑（INT）4mg、氧化型辅酶 I（NAD）10mg、吩嗪二甲酯硫酸盐（PMS）1mg，加蒸馏水 2ml，混匀后取上清液 1.6ml，加 1 mol/L 乳酸钠 0.4ml，然后加入 0.1mol/L pH 7.4 PBS 至 10ml。

5. 96 孔细胞培养板、酶联免疫检测仪、离心机、微量加样器等。

【操作方法】

1. **靶细胞的制备**　取传代培养的 YAC - 1 细胞，用 Hank 液洗涤 3 次，1000 转/分钟离心 6 分钟。用 RPMI - 1640 完全培养液重悬细胞，将细胞浓度调整至 4×10^5/ml，同时用 0.5% 台盼蓝染色检测细胞存活率，活细胞数大于 95% 方可用于实验。

2. **效应细胞的制备**　取人外周血并用肝素进行抗凝，再用淋巴细胞分离液分离 PBMC。或将小鼠颈椎脱臼处死，无菌取脾，磨碎，过滤（200 目），洗涤，裂解红细胞，悬浮，制成单细胞悬液。最后将制备的人 PBMC 或小鼠脾细胞用 RPMI 1640 完全培养液重悬，用台盼蓝染色计数活细胞数（应在 95% 以上），最后用 RPMI - 1640 完全培养液调整细胞浓度为 2×10^7/ml。

3. **NK 细胞活性检测**　实验分为三个组：反应组、自然释放组及最大释放组，每组各 3 个孔，效/靶细胞比例为 50:1。按表 29 - 1 加样，混匀后置 37℃ 5% CO_2 培养箱中培养 4 小时，然后将 96 孔培养板以 1500 转/分钟离心 5 分钟，每孔吸取上清 100μl 置另一平底 96 孔培养板中，同时加入 LDH 基质液 100μl，反应 3 分钟，每孔加入 1mol/L 的 HCl 30μl，在酶联免疫检测仪 490nm 处测定吸光度值（A）。

表 29 - 1　NK 细胞活性测定加样表

组别	反应组	自然释放组	最大释放组
效应细胞	100μl	–	–
靶细胞	100μl	100μl	100μl
RPMI - 1640 完全培养液	–	100μl	–
1% NP40 或 2.5% Triton	–	–	100μl

【结果判定】

按下式计算 NK 细胞活性：

$$NK\,细胞活性（\%）= \frac{反应孔\,A\,值-自然释放孔\,A\,值}{最大释放孔\,A\,值-自然释放孔\,A\,值}\times100\%$$

【注意事项】

1. 应注意保持靶细胞和效应细胞的活性，它们存活率应大于95%，否则会影响实验结果。

2. 比色时环境温度应保持恒定。

3. LDH 基质液应在临用前现配制。

4. 在一定范围内，NK 细胞活性与效靶比值成正比，因此应准确计数和调整细胞浓度。

5. 注意无菌操作。

【方法评价】

本方法的优点是检测快速、操作简单、结果准确，无放射性污染，并可做定量测定。但由于 LDH 分子量较大，当靶细胞膜严重破损时才能被释放出来，故此法灵敏度较低。

【临床应用】

NK 细胞活性的变化与疾病密切相关，检测 NK 细胞活性在临床主要用于某些疾病的诊断、病情监测及预后判断等。NK 细胞活性下降可见于恶性肿瘤（鼻咽癌、大肠癌、白血病等）、重症联合免疫缺陷病、AIDS、反复病毒（尤其 DNA 病毒）感染、自身免疫病、地中海贫血、妊娠、酒精性肝炎等。在病毒感染初期、急性排斥反应、颗粒性淋巴细胞增殖异常症、使用干扰素及其诱导因子等 NK 细胞活性可增高。

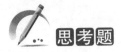

思考题

1. 效应细胞和靶细胞的存活率直接影响实验结果，为了最大程度地保持细胞的活性，实验操作应该注意哪些事项？

2. 目前临床常用于 NK 细胞活性测定的方法有哪些？各方法有何异同？

（邓念华）

实验三十 吞噬细胞功能检测

吞噬细胞包括中性粒细胞和单核吞噬细胞系统。单核吞噬细胞系统包括骨髓前单核细胞、外周血单核细胞以及组织巨噬细胞。吞噬细胞具有对侵入体内的异物吞噬和消化的功能，在机体非特异性免疫中发挥重要作用，并且还参与某些超敏反应和自身免疫疾病的组织损伤和炎症过程，因此，测定吞噬细胞的功能可在一定程度上反映机体的免疫状态，也可作为判定疗效的一种指标。本实验介绍小鼠巨噬细胞吞噬功能的测定。

【实验原理】

巨噬细胞对颗粒性抗原具有较强的吞噬作用，将待测巨噬细胞与被吞噬的颗粒性抗原（如鸡红细胞、白色念珠菌、酵母细胞等）混合，孵育一定时间后，上述颗粒性抗原可被巨噬细胞吞噬。通过计算吞噬百分率和吞噬指数可反映巨噬细胞的吞噬功能。

【主要试剂与器材】

1. 实验动物 体重 20~25g 小白鼠。

2. 5% 鸡红细胞　鸡红细胞（CRBC）用生理盐水洗三次，配成 5% CRBC 悬液。

3. 50g/L 可溶性淀粉溶液　用肉汤培养基配制，置 100℃ 水浴煮沸消毒，并且完全溶解。

4. Wright－Giemsa 染液。

5. 5U/ml 肝素盐水。

6. 其他器械　消毒用 2% 碘酒、75% 酒精，滤纸，毛细滴管、玻片、剪刀、镊子、无菌注射器、解剖板、水浴箱、显微镜。

【操作方法】

1. 试验前 1 天，将 1ml 50g/L 的淀粉肉汤注入小鼠腹腔中。

2. 实验当天，向小鼠腹腔注入 5% CRBC 1ml。

3. 30 分钟后，将小鼠用颈椎脱臼法处死，固定在解剖板上，腹部消毒后，向腹腔注入 0.2ml 5U/ml 肝素盐水，揉动腹部数分钟。

4. 解剖后暴露小鼠腹部，用镊子轻轻夹起腹膜，将腹膜剪一个小口，并向上下撕开，用毛细滴管吸取腹腔液，制成薄涂片，自然干燥后用 Wright－Giemsa 染液染色 5~10 分钟，镜检。

【结果判定】

1. 吞噬细胞的形态观察　油镜下可见巨噬细胞核呈蓝色；鸡红细胞呈椭圆形，其胞浆呈粉红色，而核被染成蓝色。

2. 计算吞噬率和吞噬指数　油镜下观察巨噬细胞吞噬鸡红细胞情况，随机计数 100 个巨噬细胞中吞噬鸡红细胞的巨噬细胞数及吞噬鸡红细胞总数，计算吞噬率和吞噬指数。

$$吞噬率（\%）= \frac{吞噬 CRBC 的巨噬细胞数}{100} \times 100\%$$

$$吞噬指数 = \frac{100 个巨噬细胞吞噬的 CRBC 总数}{100}$$

3. 参考范围　吞噬百分率：$62.77 \pm 1.38\%$，吞噬指数：1.058 ± 0.049。

【注意事项】

1. 涂片的厚薄应适当，否则影响计数。

2. 计数巨噬细胞总数应不少于 100 个，保证结果的可靠性。

3. 掌握好吞噬时间，时间过短鸡红细胞未被吞噬，时间过长鸡红细胞易被消化。

4. 小鼠腹腔注射时应避免划伤内脏器官和血管，否则引起出血影响试验结果。

5. 要充分揉动小鼠的腹部，促进巨噬细胞在腹腔内富集。

6. 染色时间随环境温度的变化而改变，可预染几张涂片，以确定最佳的染色时间。

【方法评价】

1. 小鼠腹腔巨噬细胞吞噬功能测定法较为简单，无需复杂的仪器设备，且易于操作、重复性较好。

2. 体内吞噬法检测小白鼠巨噬细胞吞噬功能试验中，淀粉诱导后，小白鼠腹腔渗出液中含大量巨噬细胞，但获取人巨噬细胞不宜用腹腔渗出法，因此该方法不能应用于临床检测。

【临床应用】

小鼠巨噬细胞吞噬功能测定可用于研究某些药物的免疫调节机制，也可用于某些药物的筛选。

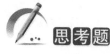　思考题

1. 巨噬细胞吞噬功能测定的原理是什么？

2. 巨噬细胞吞噬功能测定时应注意哪些事项？

（赵彩红）

实验三十一　多种细胞因子联合检测

细胞因子（cytokine）是免疫细胞或非免疫细胞分泌的具有多种生物活性的低分子量多肽或蛋白，多种细胞因子联合检测可反映免疫细胞活化状态和分泌能力。检测细胞因子的方法主要包括 ELISA、细胞内细胞因子染色和流式微球捕获芯片技术（cytometric bead array，CBA）等。其中 CBA 法是流式细胞术（flow cytometry，FCM）测定细胞因子的新方法。

【实验原理】

利用人工合成的微球代替细胞，包被抗细胞因子的抗体（捕获抗体），当待测样品中含有相对应的细胞因子时，人工微球上的捕获抗体能与细胞因子结合，然后加入荧光素（如 PE）偶联的抗细胞因子抗体（检测抗体），该抗体可以与微球上的细胞因子结合，形成"夹心"结构。其基本原理与夹心 ELISA 检测细胞因子具有相似之处，只是 ELISA 利用的是酶系统，而 CBA 法利用的是荧光系统。流式细胞仪激发荧光素 PE，再分析其发射荧光信号的强弱来定量测定细胞因子含量。做为载体的微球可含有一种或多种荧光物质，依据荧光特性不同对微球进行编码，在多色流式分析可对不同编号的微球设门分析。当不同编码微球包被不同捕获抗体后，与同一份待测样品反应，可实现对多种细胞因子的联合检测。

【主要试剂与器材】

1. 捕获抗体包被的荧光微球阵列　例如分别包被抗 IL - 8、CXCL10、CCL2、CCL5 和 CXCL9 抗体的 5 种荧光微球。

2. 待测样品　血清或细胞培养上清、细胞裂解液等。

3. pH 7.2 ~ 7.4 PBS。

4. 洗涤缓冲液　将试剂盒提供的储存液稀释为工作液，或用 PBS 代替。

5. PE 标记的 5 种检测抗体（与固相包被抗体识别的抗原表位不同）。

6. 流式专用进样管。

【操作方法】

1. 吸取待测样品，用 PBS 做适量稀释（按预实验结果进行稀释）。

2. 用 PBS 稀释不同细胞因子的定量标准品。

3. 取 200μl 稀释后的待测样品或标准品于流式专用进样管中，加入致敏的荧光微球 10μl，37℃避光反应 30 分钟。

4. 加入洗涤缓冲液，离心洗涤 3 次。

5. 用 500μl 洗涤缓冲液重悬微球，通过流式细胞术分析不同编号微球的荧光强度。

【结果判定】

1. 不同细胞因子在同一样品中表达量比较　通过双参数直方图中，不同细胞因子对应微球的 PE 发射的荧光强度值来直观观察。

2. 不同细胞因子含量分析　应用每一种细胞因子定量标准品和其对应的荧光强度值做标准曲线，代入待测样品的吸光度值，计算其在样品中的含量。

笔记

【方法评价】

CBA 法可检测细胞外或体液中游离状态的细胞因子，与 ELISA 比较，CBA 技术可更敏感检测到低浓度的细胞因子。在同一份样品中实现多种细胞因子同时分析，可以节约样品并提高效率。

【临床应用】

目前，CBA 技术检测细胞因子广泛地应用在免疫学、微生物学、细胞生物学等研究领域，临床主要用于病原体感染、器官移植、自身免疫病等情况下体液细胞因子的定量分析。

 思考题

1. CAB 技术中如何区分包被不同细胞因子抗体的微球？
2. CBA 检测细胞因子有哪些优势？
3. CBA 检测细胞因子如何实现定量分析？

（李妍）

笔记

第五单元 临床免疫学检验

临床免疫学检验的发展主要得益于免疫学技术的发展和完善，尤其是标记免疫技术已成为目前临床免疫学检验应用的主流技术。随着现代免疫学检验技术的不断发展，以及人类对疾病发生发展过程认识的不断深入，免疫学技术在临床免疫学检验中的应用不仅仅局限于感染性疾病的检验，也扩展到了其他非感染性疾病如超敏反应性疾病、自身免疫病、免疫缺陷、肿瘤、移植排斥反应等方面的检验。本单元主要介绍超敏反应性疾病、自身免疫病、免疫缺陷病、肿瘤和移植排斥反应的临床免疫学检验。

实验三十二 血清总 IgE 含量测定

血清总免疫球蛋白 E（total IgE，tIgE）是指针对各种过敏原的特异性 IgE（specific IgE，sIgE）的总和。血清总 IgE 含量的检测方法包括免疫比浊分析、酶联免疫吸附试验、发光免疫分析等，本实验介绍微粒增强散射免疫比浊法检测血清总 IgE 含量。

【实验原理】

用鼠抗人 IgE 单克隆抗体包被聚苯乙烯微粒作为主要试剂。当血清中 IgE 与聚苯乙烯微粒表面的抗 IgE 结合导致聚苯乙烯微粒靠近和聚集，此种聚集导致穿过标本的光束发生散射。检测某种角度散射光，散射光的强度与样本 IgE 浓度呈正比例函数关系。用已知浓度的标准品和所测定的散射光强度值获得剂量–反应的数学函数，未知样本的 IgE 含量由数学函数获得。

【主要试剂与分析仪器】

1. 待检血清 使用新鲜外周血并迅速分离血清，如不能马上检测的标本需低温保存，同时避免反复冻融。

2. 抗人 IgE 预包被微粒溶液 用鼠抗人 IgE 单克隆抗体包被聚苯乙烯微粒（直径约130nm），并通过棋盘滴定确定体系中的微粒的最佳工作浓度。

3. 反应缓冲液 含分子量 6~8kD 聚乙二醇（0.3~0.4g/L）和氯化钠（11.6g/L），溶于磷酸盐缓冲液（0.05mol/L），含叠氮钠小于 1g/L。

4. 样本稀释液 磷酸盐缓冲液（0.05mol/L），含叠氮钠小于 1g/L。

5. 人 IgE 定标液 IgE 定标液是预先准备好的人 IgE 定值样本，用含有牛血清白蛋白（BSA）、缓冲盐水和小于 0.1 g/L 叠氮钠的非血清基质配制。检测人 IgE 定标液可提供一个反应值，仪器可以用来调整预先编程的剂量反应曲线，然后根据曲线决定计算血清样本中的浓度值。

6. 分析仪 西门子（SIEMENS）公司 BN ProSpec 特种蛋白分析仪。

【操作方法】

1. 参考曲线的建立 采用多点定标建立参考曲线。关于 IgE 标准品的系列稀释采用配套稀释溶液自动完成，并且必须在 4 小时内使用。所建立的参考曲线有效期为 4 周，如需继续使用，需检查质控 L、M 和 H 是否在控，其重现值保持在相应的可信区间内。如果使用了不同批号的试剂，则必须建立新的参考曲线。

2. 样本测定

（1）样本会自动用标本稀释剂按照 1:20 的稀释度进行稀释，并且必须在 4 小时内进行测定。

（2）如果获得的读数超出测定范围，可以采用更高（1:100）或更低的样品稀释度重新检测。有关使用其他稀释度重新检测的信息，请参考 BN ProSpec 系统操作手册。

【结果判定】

1. 用 logit - log 参数的方法通过标准品获得剂量 - 反应函数，待检标本结果自动进行计算。

2. 正常参考值 血清 IgE 水平范围较广，且不遵循正态分布，各实验室应该根据患者人群建立的自身的参考值范围。儿童血清 IgE 水平与年龄密切相关，7 ~ 10 岁可到达成人水平，但 10 ~ 15 岁可高于成人。一般情况下，成人血清 IgE 参考值上限为 100 IU/ml。

【注意事项】

1. 血脂标本 免疫比浊测定常受血脂干扰，血清 IgE 定量测定可能不宜应用于脂血样本，此类样本具有强烈的光发散特性，会造成检测结果不准确。在进行 IgE 浓度测定前，脂血样本应该用超速离心方法（90000g）离心 10 分钟去除脂类物质。

2. 人抗鼠抗体的干扰 如待检标本含有人抗鼠抗体（HAMA），此抗体可直接桥联单抗致敏微球产生非特异性结合，导致错误检测结果。人抗鼠抗体可能存在于使用过单克隆抗体进行免疫治疗或诊断程序、或者在经常与动物接触的个体的血清样本中。

【方法评价】

与直接化学发光免疫分析相比，免疫增强散射比浊法为均相免疫分析，具有简单、快速、低成本等优点。此方法分析灵敏度可达 5.0 IU/ml，功能灵敏度可达 5.0 IU/ml；血清或血浆标本检测起始区间为 5.0 至 500IU/ml，扩大区间为 5.0 至 3000IU/ml；检测批间精密度小于 7.0%。

【临床应用】

非过敏体质个体血清 IgE 水平很低，但过敏体质血清 IgE 水平很高，因此血清 IgE 测定常被用作对遗传性过敏疾病进行诊断和患者管理的工具，如哮喘、枯草热、遗传性过敏皮炎和风疹等。用于将遗传性过敏症与表现出类似过敏综合征的非遗传性过敏患者区分出来。研究表明脐带血和婴儿的 IgE 水平增加可能预示着将来出现遗传性过敏的倾向。

此外，血清 IgE 水平升高同样见于寄生虫感染、肺部曲霉病、Wiskott - Aldrich 综合征，以及骨髓瘤（IgE）等疾病。血清总 IgE 水平会因为节食的结果而变动，也受到基因背景，地理分布以及其他因素的影响。因此，建议总 IgE 的测定应该结合其他临床测试一起使用，才能进行诊断。

 思考题

1. 简述微粒增强免疫散射比浊法的测定原理，并评价其方法学性能。

2. 血清总 IgE 测定方法有哪些？比较各自的方法学性能优劣。

3. 何为总 IgE？何为特异性 IgE？简述二者的临床价值。

（李会强）

实验三十三　食物过敏血清特异性 IgE 的检测

明确过敏原属于病因学诊断，血清特异性 IgE（specific IgE，sIgE）是确定过敏原的重要指标，常用方法有酶促发光免疫法和酶斑点印迹法。本实验主要以食物过敏血清 sIgE 检测为例，介绍酶斑点印迹试验测定牛奶、禽蛋等食物 sIgE 检测方法。

【实验原理】

采用酶斑点免疫印迹法，用固相已知抗原测定未知抗体的间接分析模式，分析原理如图 33-1 所示。以硝酸纤维素膜（NC 膜）作为固相支持物，在检测区（T 区）的依次以"线性"方式包被多种食物蛋白提取溶液，在质控区（C 区）包被有兔抗鼠 Ig 抗体（针对酶标记抗体的抗抗体）。检测时将稀释后的待检血清加入到反应槽中，血清中的 sIgE 会与 NC 膜上的相应食物蛋白（已知抗原）结合，形成免疫复合物（已知抗原 - 待检抗体）。洗涤去掉未结合的物质，再加入碱性磷酸酶（AP）标记的鼠抗人 IgE（鼠抗人 IgE - AP），酶标记抗体将与上述复合物中的 sIgE 结合；同时也会与质控区上的兔抗鼠 Ig 抗体结合。如标本中不存在某种食物 sIgE，酶标抗体不能与检测区相应的包被抗原区带结合。再次洗涤 NC 膜去掉未结合的标记物，然后加入底物后显色形成肉眼可视显色条带。根据检测区显色带出现情况，对照标准指示的包被食物蛋白情况，即可确定血清中含有何种食物 sIgE，从而推断待检患者对何种食物过敏。

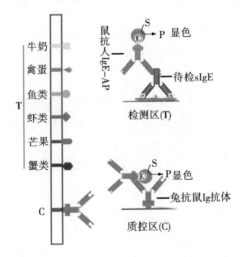

图 33-1　食物过敏血清 sIgE 检测原理示意图

【试剂与器材】

1. 待检血清。

2. 检测条　检测条是一种以 NC 膜为固相载体，线性方式包被多种食物蛋白和抗体的固相试剂，分为检测区（T）和质控区（C）。在检测区依次包被牛奶、禽蛋、蟹等食物蛋白提取溶液；在质控区包被有兔抗鼠 Ig 抗体。

3. 酶标记抗体　碱性磷酸酶（AP）标记的鼠抗人 IgE 单克隆抗体。

4. 洗涤液　含 0.05% Tween 20，0.01mol/L Tris - HCl，pH 8.0 缓冲液。

5. 血清稀释液　含 10% 牛血清白蛋白（BSA），0.01mol/L 磷酸盐缓冲液 pH 7.4。

6. 显色底物溶液　主要组分 NBT/BCIP，为商品化试剂。

7. 器材　微量加样器、斑点印迹反应槽等。

【操作方法】

1. 用镊子将检测条放入反应槽中（保持包被蛋白的一侧朝上），加入约 500μl 洗液，放在摇床上摇动 5 分钟，确保检测条要充分浸透。

2. 倒掉洗液，多余溶液用吸水纸吸干；向反应槽中加入 200μl 待测样本（1：10 稀释血清），保证检测条完全浸入标本中，于摇床室温反应 2 小时。

3. 尽量吸干槽内液体，向反应槽中加入 500μl 洗液，振荡洗涤 10 分钟后，弃去液体（尽量吸干槽内液体）；如此反复 3~5 次。

4. 尽量吸干槽内液体，再加入 200μl 酶标记抗体，置于摇床内室温继续反应 1 小时。

5. 弃去酶标抗体溶液，向反应槽中加入 500μl 洗液，振荡洗涤 10 分钟后，弃去液体（尽量吸干槽内液体），如此反复 3~5 次。

6. 尽量吸干槽内液体，加入底物溶液 200μl，室温避光反应约 15~20 分钟。

7. 吸干槽内底物溶液，用纯水洗 3~5 次终止反应。

8. 将检测条放在滤纸上，待检测条完全干燥后判定检测结果。

【结果判定】

当 C 区出现显色条带时，说明本次操作成立。在此基础上通过 T 区的区带是否显色确定待检标本中是否存在相应食物的 sIgE，进而判断待检者分别对何种食物过敏。

【注意事项】

1. 需使用新鲜外周血并迅速分离血清，当天不能检测的标本分离血清后必须低温保存，同时避免反复冻融。

2. 在整个操作过程中，检测条应试着保持湿润状态，需防止检测条干燥。因检测条干燥后，非特异吸附在检测条上的酶标抗体不容易洗掉，会影响检测结果。

【方法评价】

酶斑点印迹法的优势表现为同时检测多种过敏原 sIgE 抗体，适合吸入性和食入性过敏原的筛查，同时，不需特殊仪器，操作简单、适合基层实验室开展。

【临床应用】

血清 sIgE 检测主要用于过敏原鉴别，为过敏性疾病的诊断提供病因学诊断依据。

1. 血清 sIgE 有哪些检测方法？简述检测原理并评价方法学性能。

2. 食物中蛋白组分复杂，如何分析导致过敏反应的蛋白组分？

（李会强）

实验三十四　外周血特异性过敏原嗜碱粒细胞激活试验

特异性过敏原嗜碱粒细胞激活试验（basophil activation tests，BATs）使用特异性过敏原激发嗜碱粒细胞活化并脱颗粒，采用流式细胞术（Flow cytometry，FCM），通过荧光标记特异性抗体识别嗜碱粒细胞活化的标志物，定量分析活化嗜碱粒细胞数量，可反映嗜碱粒细胞的活化程度和功能状态，对诊断过敏性疾病有重要价值。

【实验原理】

过敏患者体内嗜碱粒细胞处于致敏状态，即嗜碱粒细胞表面已结合特异性 IgE 分子；此时，致敏细胞如遇到相应过敏原，细胞表面的抗体与过敏原结合形成"抗原桥"，并激发致敏细胞活化，细胞表面高度表达 CD63 分子。本实验以"牛奶过敏"为例：将待检患者的外周血与牛奶过敏原溶液混合温育。如患者对牛奶过敏，则嗜碱粒细胞活化并表达 CD63 分子；加入抗 CD63 - FITC/抗 CD123 - PE/抗 HLA - DR PerCP 荧光标记抗体并温育，离心弃上清，用流式细胞仪分析，通过设门选定嗜碱粒细胞（CD123$^+$、HLA - DR$^-$），根据是否表达 CD63 分子，即可判断待检患者嗜碱粒细胞被牛奶活化的百分比。

【主要试剂与器材】

1. 待检样本 新鲜（4 小时内）外周血，EDTA 抗凝。

2. 荧光标记抗体 异硫氰酸荧光素（FITC）标记的抗人 CD63 抗体，藻红蛋白（PE）标记的抗人 CD123 抗体、多甲藻叶绿素蛋白（PerCP）标记的抗人 HLA - DR 抗体。

3. 各种过敏原提取溶液 用于刺激嗜碱粒细胞。同时包括阳性对照 MLP（N - Formyl - Met Leu - Phe）和阴性对照缓冲液（BSB）。

4. 一般试剂 溶血剂，溶血剂用于溶解红细胞，如 BD FACS Lysing Solution；20mM EDTA；0.5% 多聚甲醛（PFA）。

5. 流式细胞仪、温箱、微量加样器、试管、流式管等。

【操作方法】

1. 测定管加入 20μl 含过敏原的嗜碱粒细胞刺激缓冲液（BSB）到 12 × 75mm 管的底部；阴性刺激对照：只加 BSB，不加过敏原缓冲液；阳性刺激对照：BSB 中加入稀释的 0.4 mmol/L MLP（N Formyl Met Leu Phe），终浓度为 2μM。需注意测定管加入牛奶蛋白的刺激浓度需经预试验确定。

2. 加入 100μl 新鲜全血（EDTA 抗凝）到各管中，37℃ 涡旋的水浴 10 ~ 15 分钟。

3. 温育后立即转移到冰浴中停止脱颗粒，加入 10μl 20mM EDTA 在室温放置 5 分钟。

4. 将各管离心，小心弃上清。

5. 各管加入 20μl 抗 CD63 - FITC/抗 CD123 PE/抗 HLA - DR PerCP 抗体，暗室涡旋冰浴 20 分钟或者室温 15 分钟。

6. 各管加入 2ml 1 × BD FACS Lysing Solution 溶解样品，室温作用 15 分钟。

7. 样品 300g 离心 5 分钟，弃上清，用 1ml 含 1% BSA 磷酸盐缓冲液（PBS）洗涤 1 次。

8. 离心后弃上清，加入 0.3 ml 0.5% 多聚甲醛（PFA）重悬样品。

9. 在 488nm 通过 BD FACS 流式细胞分析仪依次分析上述样本。

【结果判定】

样本经流式细胞分析仪分析并采集数据后进行如下分析：

首先，根据侧向角散射光信号（SSC）、CD123 - PE 和 HLA - DR - PerCP 荧光信号射门，选定嗜碱粒细胞群，即侧向角散射光信号低于阈值，且 CD123$^+$、HLA - DR$^-$。如图 34 - 1 所示。

其次，根据嗜碱粒细胞 CD63 - FITC 荧光信号，确定此标本在牛奶刺激情况下，嗜碱粒细胞的激活情况，采用 CD123 - PE 和 CD63 - FITC 双参数作图并计算活化百分比。如图 34 - 2 所示。

注：每例患者均进行阴性对照、阳性对照检测，证明结果可靠性，再根据实验组的结果判定结果，左侧为对牛奶敏感者，右侧为对牛奶不敏感患者，

【注意事项】

1. 待检样本必须是新鲜外周血，采血后 4 小时内完成检测。

2. 离心、洗涤应彻底干净，小心弃掉残留液体，避免影响随后加入标记抗体的浓度。

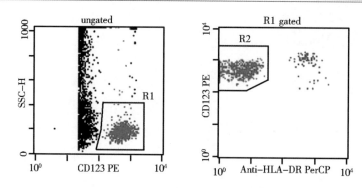

图 34 - 1　外周血嗜碱粒细胞的圈选

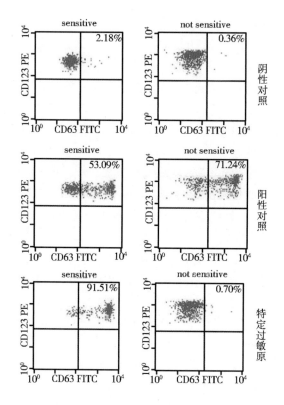

图 34 - 2　外周血嗜碱粒细胞接受牛奶过敏原刺激后活化百分比

3. 荧光受温度影响较大，封固后应低温避光保存待检。

4. 荧光染色后的标本应及时观察，不宜久置。一般可于室温放置 1 小时或 4℃ 放置 4 小时。

【方法评价】

BATs 采用流式细胞术定量检测表达有特异性标志物的嗜碱粒细胞，可精确反映嗜碱粒细胞的活化程度和功能状态，是一个高特异性的过敏原诊断方法。BATs 检测过敏原具有很高的特异性，但其敏感度仍有待提高，且部分人群对嗜碱粒细胞活化呈非应答状态，临床应用 BATs 应结合 SPT 和血清 sIgE 检测，以便更全面地诊断过敏性疾病。

【临床应用】

1. 确定过敏原，特别是吸入过敏原和食入过敏原。

2. 通过鉴定已知过敏原对嗜碱粒细胞的激活程度，可判断患者接触过敏原的发病风险。

3. 动态观察嗜碱粒细胞活化程度，观察脱敏治疗疗效，判断预后。

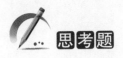 思考题

1. 目前有哪些体外实验用于确认过敏原?

2. 目前常用的嗜碱粒细胞激活标志物有哪些?

3. 简述嗜碱粒细胞激活试验在过敏性疾病中的临床价值。

（刘甫　李会强）

实验三十五　循环免疫复合物的检测

循环免疫复合物（circulating immune complex，CIC）是一类在抗原量稍过剩时，形成的中等大小的可溶性免疫复合物（8.8～19S）。CIC 的检测方法可分为抗原特异性方法与抗原非特异性方法两类。抗原非特异性方法不考虑形成免疫复合物中抗原的性质，根据免疫球蛋白分子在结合抗原以后发生的物理学和生物学特性的改变进行检测。本实验介绍临床常用的聚乙二醇（PEG）比浊法检测 CIC。

【实验原理】

PEG 是一种不带电荷的直链大分子多糖，终浓度 3%～4% 的 PEG 能选择性沉淀 CIC。用分光光度计测定 A_{495nm} 值可表示其相对量。

【主要试剂与器材】

1. 待检血清。

2. 0.1mol/L 硼酸盐缓冲液　称取硼砂 0.4g，硼酸 0.51g，溶于 100ml 蒸馏水中，调 pH 至 8.6。

3. 4.166% PEG 溶液　用硼酸盐缓冲液配制。PEG 的分子量为 6000。

4. 721 分光光度计、加样器、试管、吸管等。

【操作方法】

1. 取待检血清 0.2ml，用硼酸盐缓冲液 0.4ml 稀释（血清稀释 3 倍）。

2. 设置对照管和测定管，按照表 35-1 加入试剂。

表 35-1　聚乙二醇（PEG）比浊法检测 CIC 加样表

试剂	测定管	对照管
硼酸盐缓冲液（ml）	-	2
4.166% PEG（ml）	2	-
稀释血清（ml）	0.22	0.22

混匀，两管均放置于 4℃ 冰箱，1 小时后取出，室温放置 10～15 分钟。

3. 用 0.5×1cm 比色杯在分光光度计上测两管 A_{495nm} 值，以硼酸缓冲液调零。

【结果判定】

待测血清浊度值 =（测定管 A 值 - 对照管 A 值）×100

如此结果大于正常人浊度值均值加 2 个标准差为 CIC 阳性。正常人血清 CIC 的 A 值为 4.3±2，即 ≥8.3 为 CIC 阳性。

【注意事项】

1. 低密度脂蛋白可引起浊度增加，故应空腹取血。

2. 高丙种球蛋白血症或血脂含量过高，以及血清标本反复冻融，均易造成假阳性。

【方法评价】

1. PEG 比浊法检测 CIC 快速、简便，但特异性较差，仅适于血清标本的筛查。

2. 目前常用的 CIC 抗原非特异性方法易受到复合物内 Ig 种类及亚类、复合物大小、抗原与抗体比例、固定补体能力等因素的影响，在临床实验室应用常受到很大限制，因此很多实验室多采用几种不同实验方法来进行检测。

3. CIC 的检测方法较多，其原理各不相同，用一种方法测定为阳性，另一种方法检测可能为阴性；但与免疫组化法一起检测，其意义就大得多。

【临床应用】

人体在健康状态下也存在少量的 CIC（大约 $10\sim20\mu g/ml$），其生理与病理的界限不易区分。CIC 的检测在临床主要应用与系统性红斑狼疮、类风湿关节炎、部分肾小球肾炎和血管炎等免疫复合物病的辅助诊断以及疾病活动和治疗效果的对判断。在发现紫癜、关节痛、蛋白尿、血管炎和浆膜炎等情况时，可考虑免疫复合物病的可能性，进行 CIC 和组织沉积 IC 的检测。另外，患有恶性肿瘤时 CIC 检出率也增高，但不出现Ⅲ型超敏反应的损伤症状，称之为临床隐匿的 IC 病，然而这种状态常与肿瘤的病情和预后相关。

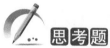

1. 本试验中要求的 PEG 终浓度为何为 3.75%？

2. 待检血清为何要一定保持新鲜（放冰箱保存不得超过一周）？

3. 循环免疫复合物检测有哪些注意事项？

（伊正君　李猛）

实验三十六　抗中性粒细胞胞浆抗体的检测

抗中性粒细胞胞浆抗体（antineutrophil cytoplasmic antibodies，ANCA）是一组以人中性粒细胞质成分为靶抗原的自身抗体，为系统性血管炎的标志性抗体。ANCA 的检测方法有间接免疫荧光法、ELISA 法。本实验介绍间接免疫荧光法检测 ANCA。

【实验原理】

用中性粒细胞作为抗原片，待检血清中的抗中性粒细胞胞浆抗体与中性粒细胞胞浆结合，洗片后加入荧光素标记的抗人 IgG，反应后洗片，用荧光显微镜观察荧光图像。

【主要试剂与器材】

1. 待检血清。

2. 中性粒细胞抗原片。

3. FITC 标记的抗人 IgG。

4. 阳性对照和阴性对照。

5. 标本稀释液。

6. PBS 吐温缓冲液　将 1 包磷酸盐溶于 1 升蒸馏水，加入 2ml 吐温，充分混匀。

7. 封片介质　甘油/PBS。

8. 荧光显微镜、加样板、洗杯、温箱、微量加样器、盖玻片等。

【操作方法】

1. 稀释血清　血清用标本稀释液 1∶10 倍稀释。

2. 加 25μl 稀释血清于加样板的反应区。

3. 将覆有生物薄片的一面朝下，盖在加样板的凹槽里，室温温育 30 分钟。

4. 用缓冲液冲洗载片 1 秒，然后立即将生物载片浸入装有缓冲液的洗杯中，浸泡至少 5 分钟。

5. 加 25μl FITC 标记的抗人 IgG 于反应区。从洗杯中取出生物载片，用吸水纸擦去背面和边缘的水分后，立即盖在加样板的凹槽里。避光室温温育 30 分钟。

6. 同上法洗涤。

7. 将盖玻片放在泡沫板的凹槽内。每一反应区滴加 10μl 封片介质于盖玻片。

8. 从洗杯中取出生物载片，用吸水纸擦干背面和边缘的水分后，将有生物薄片的一面朝下放在已准备好的盖玻片上。

9. 荧光显微镜下观察荧光模型。

【结果判定】

抗中性粒细胞胞浆抗体可分为胞浆型（cANCA）和核周型（pANCA）。

1. cANCA　整个细胞质均匀分布由粗到细的颗粒型荧光，细胞核不着染。如果抗原片中只有一小部分粒细胞（可能为嗜酸粒细胞或嗜碱粒细胞）的胞质出现颗粒型荧光，通常无意义。

2. pANCA　在乙醇固定的中性粒细胞抗原片中，围绕在核周围分布平滑的丝带状荧光，细胞核为阴性。

【注意事项】

1. 标本进行荧光染色后，应立即用荧光显微镜读片，一般在 1 小时之内完成。

2. pANCA 阳性的荧光模型应注意与抗核抗体相区别。在乙醇固定的中性粒细胞抗原片中，抗核抗体表现为整个细胞核的荧光，而在甲醛固定的中性粒细胞抗原片中，抗核抗体不引起细胞核的荧光反应。

【临床应用】

ANCA 的检测主要用于临床多种小血管炎性疾病的诊断。c–ANCA 阳性最主要见于 Wegener 肉芽肿以及全身性血管炎，特异性 >97%，敏感性在初发非活动期患者为 50%，活动期患者可达 100%。p–ANCA 多见于微细型多动脉炎、变态反应性肉芽肿性脉管炎、坏死性新月体型肾小球肾炎等。

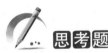 思考题

1. 如何评价间接免疫荧光法、ELISA 法检测抗中性粒细胞浆抗体？

2. 如何控制非特异性荧光染色？

（曾常茜）

笔记

实验三十七　抗环瓜氨酸肽抗体的检测

抗环瓜氨酸肽（anti – cyclic citrullinated peptide，抗 CCP ）抗体是以合成的环化瓜氨酸多肽（CCP）为抗原的自身抗体，为 RA 早期诊断的一个高度特异指标。本实验介绍间接 ELISA 法检测抗 CCP 抗体。

【实验原理】

含有抗 CCP 抗体的待测血清可与微孔板上包被的人工合成的环瓜氨酸肽（CCP）结合。加入酶标记抗人 IgG，即可与在固相上抗 CCP 抗体结合形成 CCP – 抗 CCP 抗体 – 酶标记的抗人 IgG 复合物。再加入底物发生呈色反应，其颜色深浅与抗 CCP 抗体水平成正比。用不同浓度抗 CCP 抗体标准品制作标准曲线，可对抗 CCP 抗体定性和定量。

【主要试剂与器材】

1. 待测血清。

2. 包被 CCP 抗原的微孔板条。

3. 样本缓冲液。

4. 洗涤液　10 倍稀释。

5. 阳性对照、阴性对照。

6. 酶标记的抗人 IgG。

7. 底物液。

8. 终止液。

9. 酶联免疫检测仪、温箱、微量加样器等。

【操作方法】

1. 待测血清 1∶101 倍稀释　10μl 待测血清加入 1000μl 样本缓冲液，充分混匀。

2. 在包被 CCP 抗原的微孔板条中分别加入稀释待测血清、阳性对照和阴性对照、不同浓度的抗 CCP 抗体（0、2、8、30、100 RU/ml）标准品，每孔 100μl，封板，室温温育 60 分钟。

3. 洗涤 3 次，每次 45 秒，拍干。

4. 每孔加入酶标记的抗人 IgG 100μl，封板，室温温育 30 分钟。

5. 同上法洗涤。

6. 每孔加入底物液 100μl，室温避光温育 30 分钟。

7. 每孔加入终止液 100μl，酶联免疫检测仪于 450nm 波长测定吸光度值。

【结果判定】

1. 定性试验　以待测血清与阴性对照吸光度比值（P/N）≥2.1 判为阳性。

2. 定量试验　以不同浓度抗 CCP 抗体标准品为横坐标，相应的吸光度值为纵坐标制作标准曲线。待测血清中抗 CCP 抗体水平可根据所测吸光度值从标准曲线得出。抗 CCP 抗体参考值 < 2RU/ml。

【注意事项】

1. 试剂盒从冰箱取出后，应在室温（18 ~ 25℃）平衡 1 小时。

2. 加样时应加入板孔底，避免外溅和产生气泡。

3. 每次加样要更换加样吸头，避免交叉污染。

4. 洗涤和浸泡要充分，以保证去除非特异性的干扰物质。

【临床应用】

抗 CCP 抗体的检测对类风湿性关节炎（RA）的诊断有高度特异性，并可用于 RA 的早期诊断。目前认为抗 CCP 抗体对 RA 的诊断敏感性为 50% ~78% ，特异性为 96% ，早期患者阳性率可达 80% 。抗 CCP 抗体阳性患者比抗体阴性的患者易发展成为影像学能检测到的骨关节损害。

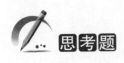思考题

1. 如何降低实验的非特异性干扰？
2. 怎样避免出现边缘效应？

（曾常茜）

实验三十八 血清游离轻链的检测

血清游离轻链（serum free light chain，sFLC）是由 B 细胞恶性克隆产生的均一的免疫球蛋白轻链分子，包括 κ 和 λ 两型，是诊断与监测轻链型多发性骨髓瘤（LCMM）和轻链型淀粉样变性（AL）的重要肿瘤标志物。检测 sFLC 的方法有血清蛋白区带电泳法、免疫固定电泳法和免疫散射比浊法等，此处介绍免疫散射比浊法检测 sFLC。

【实验原理】

sFLC 与包被人类游离轻链抗体（抗 sFLC）的聚苯乙烯颗粒混合后发生反应，生成 sFLC - 抗 sFLC 聚苯乙烯颗粒复合物，多个复合物聚集在一起悬浮于溶液中，产生一定浊度，使穿过溶液的光线产生散射，散射光的强度与样本中游离轻链的浓度成比例。通过与已知浓度的标准品相比，可得到样本中 sFLC 的浓度。

【主要试剂与器材】

1. 待检血清。
2. 包被抗 - sFLC - κ 链的聚苯乙烯颗粒混悬液试剂仓。
3. 包被抗 - sFLC - λ 链的聚苯乙烯颗粒混悬液试剂仓。
4. Dade Behring BN™ Ⅱ 特定蛋白分析仪。

【操作方法】

1. 主菜单→点击工具栏 Routine - Enterjoblist→对话框打开→在 Sample 标识区输入样本编号→在 Profile 或 Assay 标识区选择测定项目→如需更改稀释度，点击 Dilution→选中所需稀释度→点击 OK→Enter job list 对话框→点击 Save→完成输入后，点击 Save→Close 退出返主菜单完成样本输入。

2. 主菜单→点击工具栏 Routine - loading 或点击 loading 图标→打开 Loading 对话框→从 Rack identification 框中选中样本架→将样本装载到所选的样本架→在右侧 Sample identifier 列表框架中选中放在试管架上的样本→至左侧样本架区域选择要装载样本的位置→点击 Take 确认，或点击 Autoload，系统自动依次将尚未装载的样本分配到选择好的架子上。将装好样本的样本架在 6 到 15 通道推进去开始测定。

3. 等待仪器测定完成后，由主菜单→点击工具栏 Results - Lab journal 对话框打开→显示样本结果。

笔记

4. 以标准品浓度为横坐标，仪器相应的检测信号为纵坐标，由仪器绘制标准曲线保存于仪器内，待测血清 sFLC 浓度可根据样本测得的检测信号从标准曲线得出，通常由仪器自动换算出结果。

【结果判定】

sFLC - κ 型的参考区间为 6 ~ 22 mg/L，sFLC - λ 型的参考区间为 8 ~ 27 mg/L。κ/λ 比值的参考区间为 0. 3 ~ 1.6。

【注意事项】

1. 标本混浊和颗粒可对分析产生干扰，因此，要求在 15 000g 离心 10 分钟，无法澄清的脂质或混浊标本不得入选分析。

2. 该方法不能完全排除样本中嗜异性抗体对检测结果产生的影响。

3. 高浓度的单克隆免疫球蛋白可能会抑制抗游离轻链抗体与轻链分子的反应，必要时需进行稀释检测。

【临床应用】

1. sFLC 检测适用于浆细胞病患者的诊断与鉴别，包括多发性骨髓瘤，原发性淀粉样变性，意义未明的单克隆丙种球蛋白血症以及浆细胞瘤等。

2. sFLC 检测对于 AL 型淀粉样变性、轻链型多发性骨髓瘤及非分泌型多发性骨髓瘤的疗效评价尤其有意义。

3. sFLC 检测可用于监测疾病复发，尤其对 AL 型淀粉样变性、轻链型多发性骨髓瘤及非分泌型多发性骨髓瘤的患者较其他技术更加敏感，也适用于一部分分泌完整免疫球蛋白的多发性骨髓瘤患者和一些其他单克隆免疫球蛋白病的患者。

4. κ 和 λ 浓度的升高也与多克隆 B 细胞活化所致的多克隆高丙球蛋白血症相关。还可见于自身免疫性疾病的患者，如 SLE 和结节病、结核等慢性炎症性疾病。

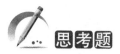
思考题

测定尿液游离轻链的方法有哪些？

（朱浩稳）

实验三十九　HIV 抗体初筛检测

人类免疫缺陷病毒（human immunodeficiency virus，HIV）包括 HIV - 1 和 HIV - 2 两型，在我国流行的毒株主要是 HIV - 1 型。人类感染 HIV 后，机体可以产生相应的 HIV 抗体。HIV 抗体包括 HIV - 1 抗体和 HIV - 2 抗体，初筛经常同时检测。HIV 抗体初筛检测的方法很多，如酶联免疫吸附试验、明胶颗粒凝集试验、胶乳凝集试验、免疫胶体金快速检测试验、放射免疫试验等。本实验介绍酶联免疫吸附试验检测 HIV 抗体。

【实验原理】

在聚苯乙烯反应板孔底包被高纯度基因重组 HIV（1 + 2 型）抗原，加入待检测血清后，血清中的 HIV 抗体与固相上的 HIV（1 + 2 型）抗原结合。洗去无关物质，加入酶标记 HIV（1 + 2 型）抗原，在固相上形成 HIV（1 + 2 型）抗原 - HIV 抗体 - 酶标记 HIV（1 + 2 型）抗原复合物，洗去未结合物，加入酶底物，产生显色反应，根据显色情况判断 HIV 抗体初筛实验的定性结果。

笔记

【主要试剂与器材】

1. 待检血清。

2. 包被高纯度基因重组 HIV（1 + 2 型）抗原的聚苯乙烯反应板。

3. 洗涤液。

4. HRP 酶标记的 HIV（1 + 2 型）抗原。

5. 底物液/色原（过氧化氢/TMB）。

6. 终止液（2mol/L H_2SO_4）。

7. 酶联免疫检测仪、温箱、微量加样器等。

【操作方法】

1. 自冷藏处取出试剂盒，恢复至室温（18 ~ 25℃）。

2. 将浓缩洗涤液用蒸馏水或去离子水 20 倍稀释，备用。

3. 将样品对应微孔板按序编号，每板应设阴性对照 3 孔、阳性对照 1 型、2 型各 1 孔，空白对照 1 孔（用双波长检测时，可不设空白对照）。

4. 分别在相应孔中加入待测血清样品或阴、阳性对照 100μl。用封板膜封板后，37℃温育 60 分钟。

5. 甩尽孔内液体，每孔加入洗涤液至少 300μl 洗孔，每次应保持 30 ~ 60 秒的浸泡，共 5 次，最后一次吸水纸上拍干。

6. 每孔加入 HRP 酶标记的 HIV（1 + 2 型）抗原试剂 100μl，空白孔不加。用封板膜封板后，37℃温育 30 分钟。

7. 同步骤 5 洗孔。

8. 每孔加入底物液/色原 100μl，轻轻混匀，37℃避光反应温育 30 分钟。

9. 每孔加入终止液 50μl，轻轻混匀。10 分钟内用酶联免疫检测仪单波长 450nm 或双波长 450nm/630nm 测定各孔吸光度值（用单波长测定时需用空白对照孔调零）。

【结果判定】

1. 阴性对照孔 A 值 $Nc \leqslant 0.10$，阳性对照孔 A 值 $Pc \geqslant 0.80$，否则实验无效。

2. 临界值（CUTOFF）= 阴性对照孔 A 均值 $Nc + 0.12$。样本 A 值大于临界值为阳性，小于临界值为阴性。

3. HIV 抗体初筛试验检测结果呈阴性反应，出具初筛结论为"HIV 抗体阴性"的报告。初筛试验呈阳性反应，可出具初筛结论为"HIV 抗体待确认"的报告，不能出具阳性的报告。

【注意事项】

1. 待测样本不可用叠氮钠防腐。

2. 一周时间内检测的样本可放置 2 ~ 8℃保存，如果分离血清放置 – 20℃冰箱中，可以保存 3 个月。

3. 本试剂盒以及废弃物必须按照传染性物品处理。

【方法评价】

1. 此方法仅使用于人体的血清或血浆样本检测，不适合于混合血清或血浆样品及其他体液样本。

2. 由于方法学原理的限制，本试验阴性检测结果的样本，并不能排除 HIV 感染的可能。

3. 本试验不能绝对排除非特异性反应的存在，本试验阳性结果的样本必须送确认实验室做确认实验。

4. 本实验为定性实验，不能作为 HIV 抗体定量。

【临床应用】

1. 初筛 HIV 感染大多数时间应用 HIV 抗体初筛试验。HIV 感染人体后只出现一过性病毒血症，6~8 周后机体产生 HIV 抗体，而病毒滴度降低，在随后的 5~8 年无症状带毒期里 HIV 抗体一直存在于血清中，但 HIV 病毒抗原难以检测。

2. 如果近期有高危行为，为排除"窗口期"的可能，可以进行 HIVP24 抗原或 HIV 核酸检测，或 2~3 个月之后再做 HIV 抗体初筛检测。

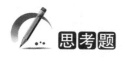

HIV 抗体初筛试验有哪些技术方法？评述各自优缺点如何？

（朱浩稳）

实验四十　血清癌胚抗原的检测

癌胚抗原（carcinoembryonic antigen，CEA）是一种分子量为 180kD 的糖蛋白，存在于 2~6 个月胎儿的胃肠管、胰腺和肝脏，出生后组织内含量很低。CEA 升高常见于结肠癌、直肠癌、胰腺癌、乳腺癌、肺癌及其他恶性肿瘤。电化学发光免疫测定是将电化学发光和免疫测定相结合的标记免疫技术，具有灵敏度高、线性范围宽、反应时间短等特点。本实验介绍电化学发光免疫测定血清癌胚抗原（CEA）。

【实验原理】

采用电化学发光免疫测定双抗体夹心法。待检抗原、生物素化的 CEA 单克隆抗体和三联吡啶钌 $[Ru(bpy)_3]^{2+}$ 标记的 CEA 单克隆抗体共同孵育，形成抗原抗体复合物。添加包被链霉素的磁珠微粒共同孵育，抗原抗体复合物与磁珠通过生物素和链霉素的作用相互结合。在测量池中，磁珠由于电磁作用吸附在电极表面，而未与磁珠结合的物质被系统缓冲液 ProCell 去除。给电极加以一定的电压，使复合物化学发光，通过光电倍增器测量发光强度，仪器自动通过定标曲线计算出 CEA 的含量。

【主要试剂与器材】

1. 待测血清。

2. 包被链霉亲和素的磁珠微粒　0.72mg/ml。

3. 生物素化的 CEA 单克隆抗体　3.0mg/L。

4. $[Ru(bpy)_3]^{2+}$ 标记的 CEA 单克隆抗体　4.0mg/L。

5. 定标液。

6. 质控品。

7. 样本稀释液。

8. 系统缓冲液、测量池洗液、清洗液、系统清洗液。

9. 电化学发光免疫分析仪。

【操作方法】

冷藏试剂经室温平衡至 20℃左右，放置仪器试剂盘内。仪器自动调节试剂温度和开、关各试剂盒瓶盖，自动搅拌磁珠微粒，使其处于悬浮状态。

1. 定标 使用定标液调整预设置的定标曲线。

2. 质控 使用质控品。

3. 样本检测 定标及质控通过后方可检测病人样本。仪器自动计算各样本中的分析物浓度，单位是 ng/mL 或 IU/L。1ng/mL CEA 相当于 16.9 mIU/mL。

【技术流程】

电化学发光免疫分析系统基本技术流程见图 40-1。

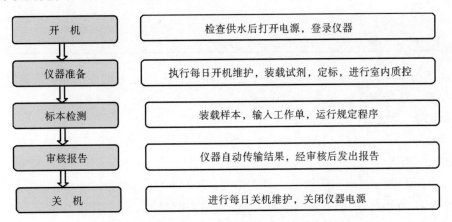

图 40-1 电化学发光免疫分析系统基本技术流程图

【结果判定】

CEA 参考范围见表 40-1。

表 40-1 CEA 参考范围*

	总检测人群		不吸烟者（既往吸烟/无吸烟史）		吸烟者（目前吸烟者）	
年龄（岁）	20~69	≥40	20~69	≥40	20~69	≥40
95% 人群（ng/ml）	4.7	5.2	3.8	5.0	5.5	6.5
人数（个）	352	203	242	154	110	49

* 源自 352 名健康人调查。各实验室应建立各自的参考范围。

【注意事项】

1. 以下情况建议重新定标 ①使用同一批号试剂 28 天后；②同一试剂盒在分析仪上使用 7 天后；③根据需要：如失控时。

2. 高、中、低浓度质控至少每 24 小时检测一次，每次更换试剂盒或定标后也须进行质控。根据各实验室情况设定合适的控制限和质控周期。质控值必须处于规定的控制限内。若失控，须采取相应的纠正措施。

3. 建议使用通用稀释液 1:50 稀释标本。稀释后的标本 CEA 浓度必须高于 20ng/ml。如用手工稀释，结果应乘以稀释倍数。若使用自动稀释，仪器会自动计算结果。

【方法评价】

1. 精密度 使用 Elecsys 试剂盒、人混合血清样本和质控品，按照 NCCLS 的 EP5-A 验证重复性：每天 6 次，共 10 天（n=60）；CEA 批内精密度（n=21）结果如表 40-2。

表 40 - 2　CEA 精密度

样本	批内精密度			总精密度		
	均值 （ng/ml）	标准差 （ng/ml）	变异系数 （%）	均值 （ng/ml）	标准差 （ng/ml）	变异系数 （%）
人血清 1	3.32	0.05	1.3	3.9	0.18	4.7
人血清 2	225	2.53	1.0	252	11.6	4.6
人血清 3	626	11.8	1.9	699	34.8	5.0
质控品 1	4.38	0.10	2.5	4.74	0.24	5.1
质控品 2	33.8	0.73	2.0	34.9	1.71	4.9

2. 检测范围　$0.20 \sim 1000$ ng/ml（通过最低检出限和厂商定标曲线的最高值确定）。

3. 检出限　最低浓度可检测至 0.20 ng/ml。

4. 干扰因素　胆红素 $< 1129 \mu mol/L$ 或 $< 66mg/dl$、血红蛋白 $< 1.4mmol/L$ 或 $< 2.2g/dl$、脂肪乳剂 $< 1500mg/dl$、生物素 $< 120ng/ml$ 或 $< 491nmol/L$ 时，检测结果不受影响。对于接受高剂量生物素治疗的患者（$> 5mg/d$），必须在末次生物素治疗 8 小时后采集样本。检测结果不受类风湿因子（$RF < 1500$ IU/ml）的影响。CEA 浓度 $< 200\ 000$ ng/ml 时，检测结果不受 Hook 效应的影响。体外对 26 种常用药物进行试验，未发现会影响检测结果。由于检测试剂使用单克隆抗鼠抗体，因此接受过小鼠单抗诊疗的病人会出现错误结果。少数病例中高浓度的钌抗体会影响检测结果。

5. 回收率　在预期值 ±10% 之内。

【临床应用】

血清癌胚抗原的检测临床主要应用于肿瘤的辅助诊断。结肠腺癌患者 CEA 含量通常很高，胃肠道恶性肿瘤、乳腺癌、肺癌等 CEA 升高，但某些肠道、胰腺、肝脏良性疾患和肺炎等患者 CEA 含量也会轻、中度上升（通常不超过 10ng/ml）。CEA 作为一种广谱肿瘤标志物，主要用于指导结肠癌治疗及随访，但不适用于普通人群癌症筛查，因为 CEA 正常不能排除恶性疾病存在的可能。

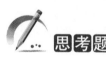

1. 简述电化学发光免疫分析系统检测血清癌胚抗原的原理及其注意事项。
2. 简述电化学发光免疫测定分析系统检测血清癌胚抗原的方法学评价指标。

（李丽）

实验四十一　HLA 的检测

HLA 是代表个体特异性的移植抗原，也是诱导同种异型移植排斥反应的主要成分。HLA 的检测方法包括血清学分型法、细胞学分型法、分子生物学分型法等。本实验采用 PCR - SSP 技术进行 HLA 等位基因分型。

【实验原理】

按照已知的 HLA - A、B、DRB1 基因序列设计特异性引物，以受检者 DNA 作为模板，通过 PCR 反应，特异性扩增 HLA - A、B、DRB1 基因片段。当受检者模板 DNA 与特异性引物完全配合时，表示此样本中存在与特异性引物完全相同的基因序列。采用琼脂糖凝胶电泳分析 PCR 产物。

【主要试剂与器材】

1. HLA – ABDR 分型试剂盒　微量 96 孔板、PCR 缓冲液、工作单、反应格局表、引物位置表以及封口膜。

2. 基因组 DNA 提取试剂盒　Buffer AL（Lysis Buffer）、Buffer AW1（Wash buffer 1）、Buffer AW2（Wash buffer 2）、Buffer AE（Elution Buffer）、离心柱、收集管、蛋白酶、无水乙醇。

3. Taq 酶、硼酸、三羟甲基氨基甲烷（Tris）。

4. 0.5 × TBE 缓冲液　用 0.045mol/L Tris – 硼酸和 0.001mol/L EDTA 配制。

5. 琼脂糖凝胶　3g 琼脂糖溶于 150ml 0.5 × TBE 缓冲液中。

6. EDTA · K$_2$ 抗凝剂。

7. 0.5% DD 核酸染料。

8. 生物安全柜、PCR 扩增仪、电泳仪、凝胶成像仪、微量紫外/可见光核酸测定仪、微量分光光度计、离心机、振荡器、微量加样器、EP 管等。

【操作方法】

1. 采血　采集静脉血 4ml，分别注入 2 支含有 1ml EDTA · K$_2$ 抗凝剂的玻璃试管中各 2ml，上下颠倒混匀 3 ~ 5 次后待检。

2. DNA 抽提

（1）于 1.5ml 试管中依次加入 20μl 蛋白酶、200μl 抗凝全血、200μl AL 液，盖紧盖子，1400 转/分钟振荡 30 秒，使其充分混匀，56℃ 水浴 10 分钟。

（2）取出，加入 200μl 无水乙醇，混匀，转入离心柱，13 000 转/分钟离心 1 分钟。

（3）弃滤液，将离心柱转入清洁收集管，加 600μl AW 1 液，13 000 转/分钟离心 1 分钟。

（4）弃滤液，将离心柱转入另一清洁收集管，加 600μl AW 2 液，13 000 转/分钟离心 1 分钟。

（5）弃滤液，将离心柱转入 1.5ml 离心管中，加 600μl AE 液，8000 转/分钟离心 1 分钟。

（6）检测 DNA 浓度并存放于 4℃ 备用。

3. PCR 扩增

（1）取出 ABDR – SSP tray、受检者 DNA（浓度为 100 ± 50ng/μl）、PCR buffer、Taq 酶，在分型板上进行编号，每板检测 1 人份。

（2）标记每板的第 1 孔（阴性对照孔），在此孔中加入 1μl 去离子水。

（3）取 500μl 去离子水、440μl PCR buffer、7μl Taq 酶加入 EP 管中，混匀，轻甩 EP 管使试剂沉于管底，取 9μl 上述混合液加入第 1 孔中。

（4）加入 125μl 待测 DNA 样本至去离子水 – PCR buffer – Taq 酶混合液中，混匀，轻甩 EP 管使试剂沉于管底，按 10μl/孔标准将上述混合液加入除第 1 孔以外的其他测试孔中。

（5）用封口膜密封反应板，立即放入已预热的 PCR 扩增仪中，进行扩增。

（6）扩增反应条件　1 个循环（94℃，2 分钟）；10 个循环（96℃，10 秒；65℃，60 秒）；20 个循环（94℃，10 秒；61℃，50 秒；72℃，30 秒）；4℃，取出。

4. PCR 产物检测

（1）制胶　称取琼脂糖 3.0g，加入 150ml 0.5 × TBE，混匀后微波加热 5 ~ 10 分钟至琼脂糖完全溶解后取出，冷却至 60℃ 时加入 0.5% DD 核酸染料，混匀后倒入电泳槽中，盖上含 17 × 6 齿梳子。待凝胶完全凝固后拔出盖子，检查凝胶孔是否完好。

（2）上样　于电泳槽中加入 0.5 × TBE 缓冲液，将 PCR 产物加入凝胶孔内，10μl/孔。

（3）电泳　以 8V/cm 电压强度进行电泳至酚红色条带移动 0.5～0.8cm。

（4）照像　电泳后，取出凝胶，置于凝胶成像仪照像，记录并保存结果。

【结果判定】

1. 实验中所设计的 PCR 产物核酸片段大小介于 90～580bp 之间，每个反应孔的实际大小参照格局表。反应孔中加入人类生长因子作为内对照，其核酸片段大小为 1069bp。分析结果时，内对照的条带位于较上方的位置。

2. 因为反应孔中含特异性的序列引物，如出现特异性片段，判定为阳性结果，反之则为阴性结果。

3. 阴性对照孔不得出现任何 PCR 产物的条带，否则视为 DNA 污染，本次实验判为无效。

4. 判断为阴性的反应孔中必须出现内对照条带，判断为阳性的反应孔有可能因为竞争性反应的关系不一定出现内对照条带，但不影响结果判定。

5. 记录所有出现阳性条带的反应孔，运用 Bio – Rad SSP1.2 软件进行分析，确定 HLA – A、B、DRB1 分型。

【注意事项】

1. 标本采集后需尽快检测，否则应 4℃保存。

2. 琼脂糖凝胶冷却过程中须不断晃动凝胶烧杯，以免凝胶表面凝固。

3. 检测羊水标本时，如阴性对照孔未被污染，而单个基因位点检出两个以上特异性时，考虑样品母源 DNA 污染，必须结合母系 HLA – ABDR 型别进行分析鉴别。

【方法评价】

血清学和细胞学分型技术具有操作方法繁复、抗血清来源困难和质量不能保证等不足，PCR – SSP 技术作为 HLA 等位基因分型技术之一，具有操作简单，快速，实验结果容易判断等优点，杂合子也易检出。缺点是分辨率低，必须使用多个引物。

【临床应用】

PCR – SSP 技术可用于骨髓库造血干细胞志愿捐献者样本、亲缘或非亲缘的骨髓移植和肾移植的供/受者样本以及法医学亲子鉴定样本的 HLA 基因分型检测等。

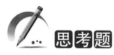

1. PCR – SSP 等位基因分型技术有哪些优缺点？

2. 简述 HLA 等位基因分型技术在检验医学中的应用。

（李海侠）

实验四十二　群体反应性抗体的检测

群体反应性抗体（panel reactive antibody，PRA）是指群体反应性抗 HLA 抗体，是各种组织器官移植术前筛选致敏受者的重要指标。目前国内对于 PRA 的检测普遍采用 ELISA 方法。

【实验原理】

将已知的人类纯化 HLA – Ⅰ类和 HLA – Ⅱ类混合抗原按照一定格局包被于泰萨奇微孔板中，加入待检血清孵育后，加入碱性磷酸酶标记的抗人 IgG 或 IgM 的单克隆抗体，孵育后再加入酶作用的底物显色，待显色反应完成后加入终止液终止反应。根据颜色的深浅判断 HLA 抗体的型别和滴度。

【主要试剂与器材】

1. 包被 HLA－Ⅰ类和 HLA－Ⅱ类纯化混合抗原的微孔板（泰萨奇板）。

2. 10 倍冻干的对照血清。

3. 碱性磷酸酶标记二抗。

4. 底物 A 和 B。

5. 反应终止液。

6. 去离子水、抗体稀释液、冲洗缓冲液。

7. 微量酶标仪、温箱、离心机、移液器、试管等。

【操作方法】

1. 试剂准备

（1）提前 20 分钟取出冻干对照血清，加入 100μl 去离子水轻轻摇震使其彻底溶解，再加入 1900μl 抗体稀释液，混匀，分装 100μl/管，－20℃ 保存备用。

（2）将冲洗缓冲液与去离子水按 1:9 稀释，4℃ 贮存备用。

（3）将待测标本与抗体稀释液倍比稀释，600μl/孔。

（4）酶标二抗在使用之前用抗体稀释液按 1:99 稀释，600μl/孔。

（5）底物 A、B 在使用之前按 1:1 比例混匀，600μl/孔。

2. ELISA

（1）根据反应格局表，将待测血清、阴性对照、阳性对照和质控品加入相应的孔中，每孔 10μl，盖好反应板，22～25℃ 孵育 60 分钟。

（2）取出反应板，甩出反应板中的血清，在垫有纸巾的实验台面上叩击反应板 2～3 次，吸干。

（3）洗板，于每孔中加入洗液 20～30μl，轻轻晃动反应板，甩出洗液，叩击反应板 2～3 次，吸干。

（4）重复步骤（3）2 次。

（5）加入 10μl 稀释的酶标二抗，轻轻晃动反应板，22～25℃ 孵育 40 分钟。

（6）洗板，重复步骤（3）3 次。

（7）每孔加入 10μl 混合好的底物 A 和 B，37℃ 避光孵育 10～15 分钟。

（8）每孔加入 10μl 终止液，混匀后于微量酶标仪上读取吸光度 A 值，检测波长为 405nm。

【结果判定】

1. 肉眼观察　如果反应孔呈现蓝色或深蓝色则判断实验结果为阳性，如果反应孔呈无色则判断实验结果为阴性。颜色深浅程度与待测标本 HLA 抗体水平的高低成正比。

2. 酶标仪判读　空白对照、阴性对照、阳性对照以及质控品的吸光度 A 值均需在试剂盒的可接受范围内。以样本孔吸光度值/阴性对照孔吸光度值≥2.1 时判定为阳性。

【注意事项】

1. 洗涤是 ELISA 实验中关键的步骤，洗涤不充分，可能出现本底过高的现象；但洗涤过度，亦可能出现假阴性。

2. 实验过程中除底物显色 37℃ 外，以 22～25℃ 为宜，温度过高或过低都会出现干扰，产生非特异性反应。

3. 微量酶标仪判读结果时，应在显色终止反应后 15 分钟内读取吸光度值。如因特殊情况需延迟观察结果时，请将反应板贮存于 2～5℃ 冰箱中，此情况下可能会引起反应孔吸光度值降

笔记

低，产生假阴性结果。

4. 对于强阳性标本，可加大稀释倍数后重新检测。

5. 标本采集严禁在透析过程中或透析后一天内采血，因为透析液会稀释血液，影响检测结果。

【方法评价】

作为 HLA 抗体的初筛实验，PRA 检测将 HLA－Ⅰ类和 HLA－Ⅱ类纯化混合抗原包被于同一孔中，因此较为简单易行，但其结果判断易受主观因素影响。

【临床应用】

PRA 分析可用于检测移植患者移植前后血清中是否存在 HLA 抗体，确定抗体水平以及特异性。也可用于检测血小板反复输注无效患者血清中 HLA 抗体水平及抗体特异性，从而判断受者的致敏状态，在移植前预测排斥反应的发生，移植后监测排斥反应，预警移植物丧失，指导临床医生正确使用免疫抑制药物。

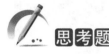

思考题

1. 目前 PRA 检测主要有哪些方法？

2. 简述 PRA 检测的临床应用。

（李海侠）

实验四十三 可溶性白细胞介素－2受体测定

白细胞介素－2受体（IL－2R）主要存在于 T 淋巴细胞、B 淋巴细胞、NK 细胞和单核细胞膜上，IL－2 与 IL－2R 结合可刺激上述细胞生长和增殖并产生各种生物学效应。细胞膜上的 IL－2R 称为膜 IL－2R（mIL－2R），mIL－2R 在细胞激活过程中由于酶的裂解作用，mIL－2R 肽链胞外区（分子量 42 000 部分）脱落入血，成为可溶性白细胞介素－2受体（sIL－2R）。sIL－2R 在循环中的存在是淋巴细胞激活的标志，因其能与 mIL－2R 相互竞争结合 IL－2，故高水平的 sIL－2R 存在干扰 IL－2 诱导的免疫学效应。测定血清 sIL－2R 常用 ELISA 法。

【实验原理】

抗 sIL－2R 单克隆抗体包被聚苯乙烯反应板孔，加入待检血清后，血清中 sIL－2R 与固相抗 sIL－2R 结合。洗去无关物质，依次加入生物素化抗 sIL－2R 和辣根过氧化物酶（HRP）标记的链霉亲和素（SA），在固相上形成抗 sIL－2R－sIL－2R－生物素化抗 sIL－2R－HRP－SA复合物。洗去未结合物，加入酶底物，产生显色反应，呈色强度反映待检血清中 sIL－2R 水平。

【主要试剂与器材】

1. 待检血清。

2. 包被抗 sIL－2R 的微孔板条。

3. 样本稀释液。

4. 洗涤液。

5. 生物素化抗 sIL－2R。

6. 辣根过氧化物酶（HRP）标记的链霉亲和素（SA）。

7. 底物液/色原（过氧化脲/TMB）。

8. 终止液（2mol/L H$_2$SO$_4$）。

9. 酶联免疫检测仪、温箱、微量加样器等。

【操作方法】

1. 自冷藏处取出试剂盒，恢复至室温（18～25℃）。取出包被抗 sIL－2R 的微孔板条，用洗涤液洗 1 次。

2. 将待检血清、不同浓度（如 0、10、25、50、100、200、500、1000pg/ml）的 sIL－2R 标准品、对照血清分别加至相应孔中，每孔 100μl，封板，37℃温育 1 小时。

3. 甩尽孔内液体，每孔注入洗涤液至少 300μl 洗孔，共 4 次，吸水纸上拍干。

4. 每孔加生物素化抗 sIL－2R100μl，封板，37℃温育 1 小时。

5. 同上法洗孔。

6. 每孔加 HRP－SA 100μl，封板，37℃温育 30 分钟。

7. 同上法洗孔。

8. 每孔加底物液/色原（过氧化脲/TMB）100μl，37℃避光反应 10～15 分钟。

7. 每孔加终止液 100μl，轻轻混匀 30 秒，酶联免疫检测仪于 450nm 波长测定吸光度值。

【结果判定】

以 sIL－2R 标准品浓度为横坐标，相应吸光度为纵坐标，制备标准曲线。待检血清中 sIL－2R 浓度可根据所测吸光度从标准曲线得出。

参考区间参照试剂盒提供的参考值。

【注意事项】

1. 采集血液必须用不含致热原、内毒素的清洁试管。

2. 待检血清应澄清，溶血、黄疸、脂血标本会干扰测定结果，血清于 2～8℃保存应在 2 天内完成测定，否则应冻存于 －20℃，并避免标本反复冻融。

3. 过期试剂不得使用。不同厂家、不同批号试剂不可混用。

【临床应用】

血清中 sIL－2R 水平过高或过低，均反映机体免疫功能的失衡，因无疾病特异性，目前不用于疾病的诊断与鉴别。测定血清 sIL－2R 水平常用于血液系统疾病、自身免疫病、免疫缺陷病、病毒性肝炎、恶性肿瘤、器官移植排斥反应等发病机制的研究。

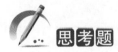 **思考题**

1. 血清 sIL－2R 与器官移植排斥反应有何关系？

2. 血清 sIL－2R 有哪些检测方法，方法评价如何？

（曾常茜）

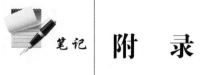

附　录

附录Ⅰ　免疫学实验常用试剂的配制

一、常用酸碱溶液

1. 常用酸溶液的配制

名称	化学式	浓度	配制方法
盐酸	HCl	12mol/L	密度为 1.19 的浓 HCl
		8mol/L	666.7ml 12mol/L 的浓 HCl，加水稀释至 1L
		6mol/L	12mol/L 的浓 HCl，加等体积的水稀释
		2mol/L	167ml 12mol/L 的浓 HCl，加水稀释至 1L
		1mol/L	84ml 12mol/L 的浓 HCl，加水稀释至 1L
硫酸	H_2SO_4	18mol/L	密度为 1.84 的浓 H_2SO_4
		6mol/L	332ml 18mol/L 的浓 H_2SO_4，加水稀释至 1L
		3mol/L	166ml 18mol/L 的浓 H_2SO_4，加水稀释至 1L
		1mol/L	56 ml 18mol/L 的浓 H_2SO_4，加水稀释至 1L
硝酸	HNO_3	16mol/L	密度为 1.42 的浓 HNO_3
		6mol/L	380ml 16mol/L 的浓 HNO_3，加水稀释至 1L
		3mol/L	190ml 16mol/L 的浓 HNO_3，加水稀释至 1L
		2mol/L	127ml 16mol/L 的浓 HNO_3，加水稀释至 1L
醋酸	HAc	17mol/L	密度为 1.05 的 HAc
		6mol/L	353ml 17mol/L 的 HAc，加水稀释至 1L
		2mol/L	118ml 17mol/L 的 HAc，加水稀释至 1L
		1mol/L	57ml 17mol/L 的 HAc，加水稀释至 1L

2. 常用碱溶液的配制

名称	化学式	浓度	配制方法
氢氧化钠	NaOH	6mol/L	240g NaOH 溶于水中，冷却后稀释至 1L
		2mol/L	80g NaOH 溶于水中，冷却后稀释至 1L
		1mol/L	40g NaOH 溶于水中，冷却后稀释至 1L
氢氧化钾	KOH	1mol/L	56g KOH 溶于水中，冷却后稀释至 1L
氨水	$NH_3 \cdot H_2O$	15mol/L	密度为 0.9 的 $NH_3 \cdot H_2O$
		6mol/L	400ml 15mol/L 的 $NH_3 \cdot H_2O$，加水稀释至 1L
		3mol/L	200ml 15mol/L 的 $NH_3 \cdot H_2O$，加水稀释至 1L
		1mol/L	67ml 15mol/L 的 $NH_3 \cdot H_2O$，加水稀释至 1L

3. 常用酸碱的密度和浓度

名称	密度	含量（%）	浓度（mol/L）
盐酸	1.18 ~ 1.19	36 ~ 38	11.6 ~ 12.4
硝酸	1.39 ~ 1.40	65.4 ~ 68.0	14.4 ~ 15.2
硫酸	1.83 ~ 1.84	95 ~ 98	17.8 ~ 18.4
磷酸	1.69	85	14.6
高氯酸	1.68	70.0 ~ 72.0	11.7 ~ 12.0
冰醋酸	1.05	99.8（优级纯）；99.0（分析纯、化学纯）	17.4
氢氟酸	1.13	40.0	22.5
氢溴酸	1.49	47.0	8.6
氨水	0.88 ~ 0.90	25.0 ~ 28.0	13.3 ~ 14.8

二、缓冲液

1. 标准缓冲液的配制（用于校正 pH 计的标准缓冲液）

	酒石酸盐	邻苯二甲酸盐	中性磷酸盐	硼酸盐
缓冲物	$KHC_4H_4O_6$	$KHC_8H_4O_4$	KH_2PO_4（a） Na_2HPO_4（b）	$Na_2B_4O_7 \cdot 10H_2O$
g/L 溶液（25℃）	25℃饱和	10.12	a：3.39 b：3.53	3.80
mol/L	0.034	0.04958	0.02490*	0.009971
密度（g/L）	1.0036	1.0017	1.0028	0.9996
pH（25℃）	3.557	4.008	6.865	9.180
稀释值 $\Delta pH_{1/2}$	+ 0.049	+ 0.052	+ 0.080	+ 0.01
缓冲容量 β	0.027	0.016	0.029	0.020
温度系数 Δt℃	− 0.0014	+ 0.0012	− 0.0028	− 0.0082

＊：a、b 均为此浓度。

2. 0.2 mol/L 磷酸盐缓冲液（PBS）的配制（pH 5.7 ~ 8.0）

A 液（0.2 mol/L Na_2HPO_4）：$Na_2HPO_4 \cdot 12H_2O$ 71.64g 或 Na_2HPO_4 28.4g，加蒸馏水至 1000ml。

B 液（0.2 mol/L NaH_2PO_4）：$NaH_2PO_4 \cdot 12H_2O$ 67.2g 或 $NaH_2PO_4 \cdot 2H_2O$ 31.21g，加蒸馏水至 1000ml。按下表配制。

A 液 + B 液混合后，再按 8.5g/L 加入 NaCl 即可。

pH 25℃	0.2mol/L Na_2HPO_4（ml）	0.2mol/L NaH_2PO_4（ml）	pH 25℃	0.2mol/L Na_2HPO_4（ml）	0.2mol/L NaH_2PO_4（ml）
5.7	6.5	93.5	6.9	55.0	45.0
5.8	8.0	92.0	7.0	61.0	39.0
5.9	10.0	90.0	7.1	67.0	33.0
6.0	12.3	87.7	7.2	72.0	28.0
6.1	15.0	85.0	7.3	77.0	23.0
6.2	18.5	81.5	7.4	81.0	19.0

续表

pH 25℃	0.2mol/L Na$_2$HPO$_4$（ml）	0.2mol/L NaH$_2$PO$_4$（ml）	pH 25℃	0.2mol/L Na$_2$HPO$_4$（ml）	0.2mol/L NaH$_2$PO$_4$（ml）
6.3	22.5	77.5	7.5	84.0	16.0
6.4	26.5	73.5	7.6	87.0	13.0
6.5	31.5	68.5	7.7	90.0	10.0
6.6	37.5	62.5	7.8	91.5	8.5
6.7	43.5	56.5	7.9	93.0	7.0
6.8	48.5	51.5	8.0	94.7	5.0

3. 0.015 mol/L pH 6.4 PBS 的配制

取 0.2 mol/L NaH$_2$PO$_4$ 110.3ml，0.2 mol/L Na$_2$HPO$_4$ 39.8ml，NaCl 17.5g，加蒸馏水至 2000ml。

4. 1/15 mol/L PBS 的配制

A 液（1/15 mol/L Na$_2$HPO$_4$）：Na$_2$HPO$_4$·12H$_2$O 23.87g 或 Na$_2$HPO$_4$ 9.47g，加蒸馏水至 1000ml。

B 液（1/15 mol/L KH$_2$PO$_4$）：KH$_2$PO$_4$ 9.07g 加蒸馏水至 1000ml。按下表配制。

A 液 + B 液混合后，再按 8.5g/L 加入 NaCl 即可。

pH	1/15mol/L Na$_2$HPO$_4$（ml）	1/15mol/L KH$_2$PO$_4$（ml）	pH	1/15mol/L Na$_2$HPO$_4$（ml）	1/15mol/L KH$_2$PO$_4$（ml）
5.2	1.8	98.2	6.9	55.2	44.8
5.3	2.6	97.4	7.0	61.1	38.9
5.4	3.6	96.4	7.1	66.6	33.4
5.5	4.2	95.8	7.2	72.0	28.0
5.6	5.2	94.8	7.3	76.8	23.2
5.7	6.7	93.3	7.4	80.8	19.2
5.8	8.4	91.6	7.5	84.1	15.9
5.9	10.0	90.0	7.6	87.0	13.0
6.0	12.3	87.7	7.7	89.4	10.6
6.1	16.0	84.0	7.8	91.5	8.5
6.2	19.1	80.9	7.9	93.1	6.9
6.3	22.6	77.4	8.0	94.4	5.6
6.4	27.0	73.0	8.1	95.7	4.3
6.5	31.8	68.2	8.2	96.8	3.2
6.6	37.0	63.0	8.3	97.5	2.5
6.7	43.4	56.6	8.4	98.0	2.0
6.8	49.2	50.8			

5. 0.05 mol/L 甘氨酸 – HCl 缓冲液的配制

50ml 0.2 mol/L 甘氨酸（15.01 g/L） + $x$ml 0.2 mol/L HCl 混合按下表配制，加蒸馏水至 200ml。

pH	0.2 mol/L HCl（ml）	pH	0.2 mol/L HCl（ml）	pH	0.2 mol/L HCl（ml）
2.2	44.0	2.8	16.8	3.4	6.4
2.4	32.4	3.0	11.4	3.6	5.0
2.6	24.2	3.2	8.2		

6. 不同 pH 硼酸盐缓冲液

0.2 mol/L 硼酸（H_3BO_3）：硼酸 12.37g 加水至 1000ml。

0.5 mol/L 硼砂（$Na_2B_4O_7$）：硼砂 19.07g 加水至 1000ml。按下表配制。

pH	0.05mol/L 硼砂（ml）	0.2 mol/L 硼酸（ml）	pH	0.05mol/L 硼砂（ml）	0.2 mol/L 硼酸（ml）
7.4	1.0	9.0	8.2	3.5	6.5
7.6	1.5	8.5	8.4	4.5	5.5
7.8	2.0	8.0	8.7	6.0	4.0
8.0	3.0	7.0	9.0	8.0	2.0

7. pH 8.4 0.1 mol/L 硼酸盐缓冲液

取硼砂（$Na_2B_4O_7 \cdot 10H_2O$）4.29g，硼酸（H_3BO_3）3.4g，加蒸馏水至 1000ml。

8. 0.2 mol/L 醋酸 - 醋酸钠缓冲液（pH 3.7～5.8）

0.2 mol/L 醋酸钠：称取 $CH_3COONa \cdot 3H_2O$ 27.22g，加蒸馏水至 1000ml。

0.2 mol/L 醋酸：取冰醋酸 11.7ml，加蒸馏水至 1000ml。按下表配制。

pH（18℃）	0.2 mol/L NaAc（ml）	0.2 mol/L HAc（ml）	pH（18℃）	0.2 mol/L NaAc（ml）	0.2 mol/L HAc（ml）
3.7	10.0	90.0	4.8	59.0	41.0
3.8	12.0	88.0	5.0	70.0	30.0
4.0	18.0	82.0	5.2	79.0	21.0
4.2	26.5	73.5	5.4	86.0	14.0
4.4	37.0	63.0	5.6	91.0	9.0
4.6	49.0	51.0	5.8	94.0	6.0

9. Na_2HPO_4 - 柠檬酸缓冲液的配制

0.2 mol/L Na_2HPO_4：$Na_2HPO_4 \cdot 12H_2O$ 71.64g 或 $Na_2HPO_4 \cdot 2H_2O$ 35.61g 或 Na_2HPO_4 28.4g，加蒸馏水至 1000ml。

0.1 mol/L 柠檬酸：含水柠檬酸 21.01g，加蒸馏水至 1000ml。

pH	0.2mol/L Na_2HPO_4（ml）	0.1mol/L 柠檬酸（ml）	pH	0.2mol/L Na_2HPO_4（ml）	0.1mol/L 柠檬酸（ml）
2.2	4.0	196.0	5.2	107.2	92.8
2.4	12.4	187.6	5.4	111.5	88.5
2.6	21.8	178.2	5.6	116.0	84.0
2.8	31.7	168.3	5.8	120.9	79.1
3.0	41.1	158.9	6.0	126.3	73.7
3.2	49.4	150.6	6.2	132.2	67.8
3.4	57.0	143.0	6.4	138.5	61.5

续表

pH	0.2mol/L Na$_2$HPO$_4$（ml）	0.1mol/L 柠檬酸（ml）	pH	0.2mol/L Na$_2$HPO$_4$（ml）	0.1mol/L 柠檬酸（ml）
3.6	64.4	135.6	6.6	145.5	54.5
3.8	71.0	129.0	6.8	154.5	45.5
4.0	77.1	122.9	7.0	164.7	35.3
4.2	82.8	117.2	7.2	173.9	26.1
4.4	88.2	111.8	7.4	181.7	18.3
4.6	93.5	106.5	7.6	187.3	12.7
4.8	98.6	101.4	7.8	191.5	8.5
5.0	103.0	97.0	8.0	194.5	5.5

10. 0.05 mol/L Tris－HCl 缓冲液

50ml 0.1 mol/L 三羟甲基氨基甲烷（12.11g/L）＋$x$ml 0.1 mol/L HCl，加蒸馏水至 100ml。按下表配制。

4℃	pH 25℃	37℃	0.1 mol/L HCl（ml）	4℃	pH 25℃	37℃	0.1 mol/L HCl（ml）
	7.1		45.7	8.7	8.1	7.8	26.2
	7.2		44.7	8.8	8.2	7.9	22.9
	7.3		43.4	8.9	8.3	8.0	19.9
	7.4		42.0	9.0	8.4	8.1	17.2
8.1	7.5	7.2	40.3	9.1	8.5	8.2	14.7
8.2	7.6	7.3	38.5	9.2	8.6	8.3	12.4
8.3	7.7	7.4	36.6	9.3	8.7	8.4	10.3
8.4	7.8	7.5	34.5	9.4	8.8	8.5	8.5
8.5	7.9	7.6	32.0		8.9		7.0
8.6	8.0	7.7	29.2				

11. 0.2 mol/L Tris－HCl 缓冲液（pH 7.6）

将 0.2 mol/L Tris（24.23g/L）用 1 mol/L HCl 调节 pH 至 7.6。

12. 0.1 mol/L 巴比妥钠－HCl 缓冲液

100ml 0.2 mol/L 巴比妥钠（41.24g/L）＋$x$ml 1 mol/L HCl 混合，加蒸馏水至 200ml。按下表配制。

pH（18℃）	1mol/L HCl（ml）	pH（18℃）	1mol/L HCl（ml）	pH（18℃）	1mol/L HCl（ml）
6.8	18.4	7.8	11.47	8.8	2.52
7.0	17.8	8.0	9.39	9.0	1.65
7.2	16.7	8.2	7.21	9.2	1.13
7.4	15.3	8.4	5.21	9.4	0.7
7.6	13.4	8.6	3.82	9.6	0.35

13. pH 8.6 0.05 mol/L 巴比妥缓冲液

称取巴比妥钠 10.3g，巴比妥 1.84g，加蒸馏水至 1000ml，使之完全溶解。

14. pH 8.2 0.1 mol/L 巴比妥缓冲液

（1）称取巴比妥钠20.6g，巴比妥3.68g，溶于750ml 煮沸冷至95℃的蒸馏水中。

（2）称取乙二胺四乙酸二钠（EDTA 二钠）3.7g，溶于蒸馏水200ml 中。

（3）在二液混合后加硫柳汞（或叠氮钠）100mg，然后用 NaOH 调 pH 至8.2，最后加蒸馏水至1000ml。

15. pH 7.4 巴比妥缓冲液（BBS）

称取 NaCl 85g，巴比妥5.75g，巴比妥钠3.75g，$MgCl_2$ 1.017g，$CaCl_2$ 0.166g，逐一加入热蒸馏水中溶解，冷却后加蒸馏水至2000ml，制成贮存液，4℃保存。应用时，取1份贮存液加4份蒸馏水稀释配制成应用液，当日使用。

16. 0.1 mol/L 碳酸盐缓冲液

0.1 mol/L Na_2CO_3：称取 $Na_2CO_3 \cdot 10H_2O$ 28.62g 加蒸馏水至1000ml。

0.1 mol/L $NaHCO_3$：称取 $NaHCO_3$ 8.40g 加蒸馏水至1000ml。按下表配制。

pH		0.1mol/L	0.1mol/L	pH		0.1mol/L	0.1mol/L
20℃	37℃	Na_2CO_3（ml）	$NaHCO_3$（ml）	20℃	37℃	Na_2CO_3（ml）	$NaHCO_3$（ml）
9.16	8.77	10	90	10.14	9.90	60	40
9.40	9.12	20	80	10.28	10.08	70	30
9.51	9.40	30	70	10.53	10.28	80	20
9.78	9.50	40	60	10.83	10.57	90	10
9.90	9.72	50	50				

注：Ca^{2+}、Mg^{2+} 存在时不得使用。

17. 0.1 mol/L pH 8.2 甘氨酸缓冲盐水

称取甘氨酸7.5g，NaCl 8.5g，加蒸馏水至1000ml，用1N NaOH 2~3ml 调节 pH 至8.2。

三、染液

1. 姬姆萨（Giemsa）染液

姬姆萨染料	0.8g
甘油	50ml
甲醇	50ml

将0.8g 姬姆萨染料加到50ml 甘油中，混匀，置60℃水浴箱内2小时，不时搅拌。取出凉至与室温相同时加入甲醇50 ml，用磁力搅拌过夜。用滤纸过滤，滤液即为原液。应用时用 PBS（1/15 mol/L，pH 6.4~6.8）或蒸馏水稀释10倍。

2. 瑞氏（Wright）染液

瑞氏染料	1.8g
纯甲醇	600ml

将瑞氏染料1.8g 置于研钵中，加入少量纯甲醇研磨，将溶解的染料移至洁净的棕色玻璃瓶中。再分批加入甲醇研磨，直至染料全部溶解，甲醇的总用量为600ml。配制的染料置室温1周后即可使用。新鲜配制的染料偏碱，放置后可显酸性。染料储存越久，染色效果越好。要封闭保存，以免吸收水分影响染色效果，也可加入30ml 中性甘油，染色效果更好。

3. 瑞氏－姬姆萨染液

取瑞氏染液5ml，姬姆萨原液1ml，加蒸馏水或 PBS（pH 6.40~6.98）6ml，如生成沉淀须重新配制。

4. 0.5%台盼蓝

台盼蓝	1.0g
双蒸水	100ml

将 1.0g 台盼蓝加入 100ml 双蒸水中充分溶解（配制方法同瑞氏染液），过滤去除沉淀，置 4℃或室温保存。临用时用 18g/L NaCl 溶液 1:1 稀释后即可应用。

5.2%台盼蓝

台盼蓝	4.0g
双蒸水	100ml

取台盼蓝 4.0g，双蒸水 100ml。配制方法与使用同 0.5%台盼蓝。

6. 0.2%伊红 Y

伊红 Y	0.4g
双蒸水	100ml

取伊红 Y 0.4g，双蒸水 100ml。配制方法与使用同 0.5%台盼蓝。

7. 0.1%中性红

中性红	1.0g
双蒸水	100ml

取中性红 1g，双蒸水 100ml。配制方法同 0.5%台盼蓝。临用前用 Hank 液稀释 10 倍即可用于染色。

8. 氨基黑染色液

将 1.0g 氨基黑 10B 溶于 1 mol/L 醋酸 50ml 中，再加 0.1 mol/L 醋酸钠 500ml，混匀后置棕色瓶中保存。

9. 脱色液

冰醋酸 3ml，甘油 10ml，蒸馏水 87ml 混匀。

四、其他试剂

1. 95%酒精稀释成各级浓度酒精

终浓度	95%酒精（ml）	蒸馏水（ml）	终浓度	95%酒精（ml）	蒸馏水（ml）
90%	94.7	5.3	45%	47.3	52.7
85%	89.7	10.3	40%	42.1	57.9
80%	84.2	15.8	35%	36.8	63.2
75%	79.0	21.0	30%	31.5	68.5
70%	73.6	26.4	25%	26.3	73.7
65%	68.4	31.6	20%	21.0	79.0
60%	63.1	36.9	15%	15.7	84.3
55%	57.9	42.1	10%	10.5	89.5
50%	52.6	47.4			

2. 磷酸缓冲甘油封固剂（pH 8.0）

0.1 mol/L pH 8.0 磷酸缓冲液（PB）：取 0.2 mol/L Na_2HPO_4 94.7ml，0.2 mol/L NaH_2PO_4 5.3ml，加蒸馏水至 200ml。9 份甘油与 1 份 0.1 mol/L pH 8.0 PB 混合即可。

3. 纳氏试剂（Nessler 试剂）（下列方法选其一）

（1）氯化汞 6.0g，碘化钾 12.4g，20% NaOH 30ml，加蒸馏水至 100ml。

（2）碘化汞 11.5g，碘化钾 8g，加蒸馏水 50ml，完全溶解后过滤，加 20% KOH 50ml。

4. 阿氏液（Alsever 液）

葡萄糖 2.05g，二水柠檬酸钠 0.80g，NaCl 0.42g，蒸馏水 100ml，溶解后，以 10% 柠檬酸调 pH 6.1，过滤、分装，0.055 MPa 20 分钟灭菌，4℃保存。

5. 肝素抗凝剂

取肝素用 Hank 液（或其他溶剂）稀释至终浓度为 250U/ml，112℃灭菌 15 分钟（或 115℃ 10 分钟）后分装，-20℃保存。用时按每毫升血液加 0.1～0.2ml 肝素抗凝，或按实验要求浓度配制、使用。

6. 碳酸氢钠溶液

调 pH 常用浓度有 7.5%、5.6%、3.7% 三种。用双蒸水（或去离子水）配制，无菌过滤除菌，小量分装。或 110℃灭菌 10 分钟，分装，置 4℃保存。

7. Gey 液

甲液：NaCl 35.0g，KCl 1.85g，Na_2HPO_4 1.50g，KH_2PO_4 0.119g，葡萄糖 5.0g，酚红 50.0mg，加蒸馏水至 1000ml，0.055MPa 20 分钟高压灭菌。

乙液：$MgCl_2$ 0.42g，$MgSO_4$ 0.14g，$CaCl_2$ 0.34g，加蒸馏水至 100ml，0.055MPa 20 分钟高压灭菌。

丙液：$NaHCO_3$ 2.25g 加蒸馏水至 100ml。

工作液：甲液 20ml，乙液 5ml，丙液 5ml，蒸馏水 70ml 混匀。

8. TC199 培养液

取 199 培养基干粉 9.9g，溶于三蒸水 1000 ml 中，加温使溶解，加 $NaHCO_3$ 1.0g，使 pH 调至 7.2，细菌滤器过滤除菌，分装，4℃保存。

9. 1%酚红

取 1g 酚红置于研钵中，加入少量 1mol/L NaOH 研磨，将溶解液移至 100ml 量瓶中。分批加入 1mol/L NaOH 研磨，直至酚红完全溶解，所得染液都移入量瓶中，NaOH 的用量不能超过 7ml。加双蒸水至 100ml，过滤，置室温或 4℃保存。

10. 0.4%酚红溶液

称取 0.4g 酚红置于玻璃研钵中，逐渐加入 0.1mol/L NaOH，不断研磨直至所有颗粒几乎完全溶解，所加 NaOII 量应为 11.7ml，将已溶解的溶液吸入 100ml 量瓶中，用双蒸水洗研钵数次，均收集于量瓶中，最后加双蒸水至 100ml，摇匀，保存于 4℃冰箱备用。

11. Hank 液

原液甲：NaCl 160g，KCl 8g，$MgSO_4 \cdot 7H_2O$ 2g，$MgCl_2 \cdot 6H_2O$ 2g，$CaCl_2$ 2.8g（先溶于 100ml 双蒸水中），加双蒸水至 1000ml，加三氯甲烷 2ml 防腐，4℃保存。

原液乙：称取 $Na_2HPO_4 \cdot 12H_2O$ 3.04g，KH_2PO_4 1.2g，葡萄糖 20.0g，将上述各物溶于双蒸水 800ml 中，然后加入 0.4% 酚红溶液 100ml，混匀后补加双蒸水至 1000ml，加三氯甲烷 2 ml 防腐，置 4℃保存。

应用液：原液甲 1 份，原液乙 1 份，双蒸水 18 份，混合后分装于 200ml 小瓶中，0.055MPa 高压蒸气灭菌 15 分钟，4℃保存可使用 1 个月，临用前用无菌的 5.6% $NaHCO_3$ 调 pH 至 7.2～7.6。

12. 无 Ca^{2+}、Mg^{2+} Hank 液

称取 NaCl 8g，KCl 0.4g，$NaHCO_3$ 0.35g，$Na_2HPO_4 \cdot 12H_2O$ 0.152g，KH_2PO_4 0.06g，葡萄糖 1g，0.4% 酚红 5ml，将所有成分依次溶解或加入到双蒸水中，最后补加双蒸水 1000ml，以

5.6% $NaHCO_3$ 调整 pH 至 7.4，4℃冰箱保存备用。

13. 1 mol/L HEPES 缓冲液

称取 HEPES 11.915g，加三蒸水 50ml 混匀。

注：HEPES，N-2-hydroxyethylpiperagine-N′-2-ethanesulforic acid 为 N-2-羟乙基哌嗪-N′-2-乙磺酸，分子量 238.2。

14. RPMI-1640 培养液

取 20.8g 的 RPMI 1640，溶解于 1800ml 的三蒸水中，加入 1 mol/L HEPES 缓冲液 50ml，然后补充三蒸水至 1920ml，混匀后用 0.22μm 或更小孔径的微孔滤膜过滤除菌。分装 100ml/瓶，4℃保存。

15. 200 mmol/L L-谷氨酰胺溶液

L-谷氨酰胺	2.922g
三蒸水	100ml

溶解后过滤除菌，分装 10ml/瓶，-20℃保存。

16. 抗生素配制（1 万 U/ml）

青霉素	100 万 U
链霉素	100 万 μg
无菌三蒸水	100ml

溶解后无菌操作分装 1ml/瓶，-20℃保存。

17. 两性霉素 B 的配制（25μg/ml）

两性霉素 B	2.5mg
三蒸水	100ml

过滤除菌，分装 1ml/瓶，-20℃保存。

18. RPMI-1640 完全培养基

RPMI-1640 培养液	100ml
L-谷氨酰胺（200 mmol/L）	1ml
抗生素（青链霉素 1 万 U/ml）	1ml
两性霉素 B（25μg/ml）	1ml
7.5% $NaHCO_3$	2.8ml
灭活小牛血清	15ml

混匀后即可使用。

19. 无血清 RPMI 1640 培养液

RPMI-1640 培养液	100ml
L-谷氨酰胺（200 mmol/L）	1ml
抗生素（青链霉素 1 万 U/ml）	1ml
7.5% $NaHCO_3$	2.8ml

混匀后即可使用。

20. Eagle MEM 培养液

（1）将 MEM（标准包装）干粉倒入 500ml 三蒸水（温度为 18~20℃）搅匀，待溶解。并用另外 500ml 三蒸水冲洗 MEM 包装内的剩余粉末，汇集到一块，搅拌直至完全溶解透明。

（2）每升 MEM 加入 2.2g $NaHCO_3$（或 7.5% $NaHCO_3$ 溶液 29.3ml），同时，也可加入其他补充物如抗生素、HEPES 等。

（3）用 1 mol/L NaOH 和 1 mol/L HCl 调 pH，pH 可比需要值高出 0.1。

（4）滤膜除菌，分装，置 4℃ 保存。

21. ELISA 试剂

（1）包被缓冲液（pH 9.6、0.05 mol/L 碳酸盐缓冲液）

Na_2CO_3 1.59g，$NaHCO_3$ 2.93g，加蒸馏水至 1000 ml。

（2）洗涤缓冲液（pH 7.4、0.02 mol/L Tris – HCl – Tween 20）

Tris 2.42g，1 mol/L HCl 13.0ml，Tween 20 0.5ml，加蒸馏水至 1000ml。

（3）标本稀释液（PBS – Tween 20）

NaCl	8g
KH_2PO_4	0.2g
$Na_2HPO_4 \cdot 12H_2O$	2.9g
KCl	0.2g
Tween 20	0.5ml
加蒸馏水至	1000ml

调节 pH 至 7.4，置 4℃ 保存。用前根据需要按终浓度 10% 加入小牛血清。

（4）终止液（2 mol/L H_2SO_4）

蒸馏水 178.3ml，逐滴加入浓硫酸（98%）21.7ml。

（5）底物缓冲液（pH 5.0 磷酸 – 柠檬酸缓冲液）

0.2 mol/L Na_2HPO_4（28.4g/L）	25.7ml
0.1 mol/L 柠檬酸（19.2g/L）	24.3ml
蒸馏水	50ml

（6）辣根过氧化物酶底物液（TMB 使用液）

TMB（10mg/5ml 无水乙醇）	0.5ml
底物缓冲液（pH 5.5）	10ml
0.75% H_2O_2	32μl

22. 麻醉剂（1% 戊巴比妥）

戊巴比妥	10g
加生理盐水或 PBS 至	1000ml

溶解过滤后分装，4℃ 保存。应用于兔及小鼠等动物麻醉。剂量为 20mg/kg。

五、洗液

重铬酸钾与硫酸组成的洗液氧化力强，是实验室最常用的强氧化洗液。洗液的配方较多，可根据实验要求的清洁度选择适当的氧化强度，硫酸含量高的洗涤效果越强。

重铬酸钾（g）	水（ml）	浓硫酸（ml）	氧化去污能力
63	50	1000	高强度
60	300	460	中强度
80	1000	100	低强度

洗液配制时应注意安全，须穿戴耐酸手套和橡皮围裙、长筒胶靴、戴上眼镜，并要保护好面部及身体裸露部分。配制时应选择坚固的容器盛装洗液，如厚塑料桶，并且上面要加厚玻璃盖或塑料盖。配制过程中可使重铬酸钾溶于水中，然后慢慢加浓硫酸，切勿过急，并不停的用

笔记

玻璃棒搅拌，使产生的热量挥发，配成后清洁液一般为棕红色，待洗液一旦变绿，表示铬酸已经还原，失去了氧化能力，不宜再用，如将该洗液加热，再加适量重铬酸钾，又可重新使用。

（赵彩红）

附录 II　常用实验动物注射和采血方法

一、抓取固定方法

（一）小鼠抓取固定方法

操作者先用右手抓取鼠尾并提起，将小鼠置于鼠笼盖上，使其向前爬行，右手向后拉鼠尾，左手拇指和示指迅速抓住小鼠的两耳和颈部皮肤，将鼠体置于左手心中，翻转鼠体，把后肢拉直，以无名指和小指按住鼠尾及一侧的后肢，这种抓取方法多用于灌胃以及肌内、腹腔和皮下注射等；当进行心脏采血、解剖和手术等实验时，就必须固定小鼠，首先使小鼠呈仰卧位（必要时先进行麻醉），用大头钉将前后肢固定在腊板上；如作尾静脉注射时，可用小鼠尾静脉注射架固定。

（二）大鼠的抓取固定方法

大鼠比较凶猛，抓取时要防止被咬伤手指，通常应带上帆布手套。同抓取小鼠一样，使其在鼠笼上向前爬行，右手向后拉鼠尾，左手拇指和食指迅速抓住大鼠的两耳和颈部皮肤，将鼠体置于左手心中，翻转鼠体，余下三个手指紧捏鼠背皮肤，并调整好大鼠处于手中的姿势。此方法适于灌胃、腹腔注射、肌内和皮下注射。大鼠手术或解剖时，手术前需将大鼠麻醉，并固定于实验板上；如作尾静脉注射时，可采用大鼠固定盒固定。

（三）豚鼠的抓取固定方法

先用手掌迅速扣住鼠背，抓住其肩胛上方，以左手示指和中指扣住豚鼠的颈部，拇指固定住豚鼠的右前肢，将左前肢夹于无名指与中指之间，另一只手固定住双后肢并轻轻托住臀部。

（四）兔的抓取固定方法

1. 抓取　家兔比较驯服，一般不会咬人，但脚爪较锐利，抓取时，家兔会使劲挣扎，要特别注意其四肢，防止被其抓伤。准确的抓取方法是先轻轻启开兔笼门，用手伸入笼内，从头前部阻拦它跑动，兔便安静匍伏不动，此时，用右手把两耳轻轻地压于手心内，并抓住颈背部皮肤将兔提起，然后用左手托住臀部，使兔身的重量大部分落在左手掌上。抓取时不能抓兔耳提取家兔，虽然家兔两耳较长，但并不能承担全身重量，导致损伤两耳，则给兔耳静脉采血或注射等实验带来极大的不便；也不要拖拉家兔的四肢，以免实验者被其抓伤或造成怀孕母兔的流产；提抓腰部会造成两肾的损伤；提抓背部而不托住臀部或腹部会造成皮下出血。

2. 固定　家兔的固定可根据需要而定，常用的方法如下：①盒式固定，常应用于经口给药，兔耳血管注射、采血或观察兔耳血管变化；②台式固定，常应用于兔脑内接种，颈部、胸部等手术，兔静脉采血或测量血压、呼吸等实验；③马蹄形固定，常用于腰背部，尤其是颅脑部位的实验。用马蹄形固定器可使兔取用背卧位和腹卧位，是研究中常采用的固定方法。

二、注射方法

（一）皮下注射

先局部消毒后，以左手拇指和示指提起皮肤，然后右手持注射器将针头水平刺入皮下，后放松左手，感觉针头可随意拨动无阻力时，将药液慢慢注入，注射部位随即隆起则表示注入皮下，注射完毕，用棉球压住针刺处，拔出针头，以防药液外溢。不同种类的实验动物注射部位也不同，一般小鼠与大鼠在腹部两侧，小鼠注射量为 0.1 ~ 0.5ml；大鼠注射量为 0.5 ~ 1.0ml；豚鼠在后大腿的内侧或小腹部，注射量为 0.5 ~ 2.0ml；家兔通常选取背部、大腿内侧或耳根部，注射量为 1.0 ~ 3.0ml。

（二）皮内注射

注射部位以实验动物背部两侧皮肤为宜，并以白毛处为佳。先将注射部位的被毛剪去，消毒后，用左手拇指和示指按住皮肤并绷紧，右手持注射器，将针头紧贴皮肤表层平刺入绷紧的皮内，然后向上挑起再稍刺入，缓慢注入药液，注射时感到有阻力且注射完毕后皮肤出现小圆形丘状隆起即为注入皮内。皮内接种要慢，否则容易使皮肤胀裂或自针孔溢出药液而散播传染。皮内注射量一般为 0.1 ~ 0.2ml。

（三）肌肉注射

应选择肌肉发达、无大血管通过的部位，豚鼠与家兔一般多选臀部，大鼠与小鼠一般选取大腿内侧或外侧。注射时针头应垂直迅速刺入肌肉，回抽针栓如无回血即可注射药液。小鼠注射量为 0.1 ~ 0.2ml；大鼠注射量为 0.2 ~ 0.5ml；豚鼠注射量为 0.2 ~ 0.5ml；家兔注射量为 0.5 ~ 1.0ml。

（四）腹腔注射

大、小鼠腹腔注射时，左手抓住动物，使腹部向上，右手将注射针头于下腹部左侧或右侧刺入皮下，向前平推针头 0.5 ~ 1.0cm，再以 45°角刺入腹腔，固定针头，缓缓注入药液，注射时应无阻力，注射后皮肤应无疱隆起。为避免伤及内脏，可使动物处于头低位，使内脏倾向前腔。若实验动物为家兔，注射时将家兔采取仰卧固定，进针部位为下腹部的腹白线离开 1cm 处。小鼠注射量为 0.2 ~ 1.0ml；大鼠注射量为 1.0 ~ 3.0ml；豚鼠注射量为 2.0 ~ 5.0ml；家兔注射量为 5.0 ~ 10.0ml。

（五）静脉注射

1. 家兔　注射部位以兔耳外缘静脉为宜，如须多次注射，可先从耳尖处开始，以免损伤的血管形成血栓，影响下次注射。将家兔固定，选一侧耳缘静脉，轻轻弹兔耳并以酒精涂擦，用拇指及示指紧压耳根部，使兔耳静脉怒张。以左手拇指和中指夹住兔耳，以示指垫于耳外缘静脉下，消毒耳尖皮肤，右手持注射器沿血管平行方向刺入，试推进少量注射液，如无阻力且局部也无隆起，表示已进入静脉，将注射液缓缓注入。若失败，再逐步向耳根部移位重新注射。注射完毕，用棉球压住针刺处，拔出针头，防止注射液溢出。

2. 小鼠　选取尾部两侧静脉注射。固定小鼠使尾巴露出或用一大烧杯扣住小鼠露出尾巴，用 60℃ 左右的温水擦拭，或用二甲苯棉球擦拭，使尾部静脉扩张。取出尾巴，擦干消毒，在末端 1/3 或 1/4 处用左手捏住尾巴，右手持注射器，将针头从鼠尾侧方静脉刺入，试注入少许注射液，若已刺入静脉，静脉会出现一条白线；如阻力大有隆起则提示针头不在静脉中，应另行注射。注射时多选用 4 号针头。最大注射量为 0.5ml。

笔记

三、采血方法

（一）小鼠采血方法

1. 断尾采血 当所需血量较少时采用此法。将小鼠固定，露出尾巴并消毒，将鼠尾浸于45℃左右的温水中数分钟或用酒精棉球涂擦，使尾部血管充盈。将鼠尾擦干，用剪刀剪去尾尖1~2mm。然后用手指从尾根部向尾尖捋，血即自由流出。采血结束后，伤口消毒并压迫止血。此法采血每只小鼠可采十余次，每次可采血约0.1ml。

2. 眼眶后静脉丛采血 用左手抓取小鼠并固定，然后将小鼠头部按在平板上，轻轻压迫颈部两侧，使小鼠眼球充分突出，眶后静脉丛充血。右手持毛细采血管（内径为1~1.5mm，长为7~10cm）或续接7号针头的1ml注射器，从内眼角与眼球之间以45°轻轻向眼底方向刺入，并向下旋转，刺入深度约2~3mm，当感到有阻力时停止向下刺入，同时边旋转采血管边退出约0.1~0.5mm，边退边吸血，当得到所需血量后，即除去颈部压力，同时将采血器拔出。可在数分钟后同一穿刺孔部位重复采血。体重20~25g的小鼠每次可采血0.2~0.3ml。

3. 摘除眼球采血 用左手抓取小鼠并固定，压迫颈部使眼球突出，将鼠倒置，右手取一眼科弯镊或弯头小止血钳，迅速摘除眼球，并将眼球后包膜捅破，血液快速自眼眶流出或喷出，直至达到取血量。一般可取动物体重4%~5%的血液量。此种方法为一次性取血，取血后动物死亡。

（二）豚鼠采血法

1. 心脏采血 将豚鼠固定，胸腹部朝上，消毒皮肤，用左手探明心脏搏动最强部位，通常在胸骨左缘的正中进针，如果刺中心脏，注射器有搏动感，血液随心脏搏动进入注射器，迅速抽取血液。若抽不出血液，可把针慢慢进入或退出，切不可在胸腔内左右摆动，以免划破心、肺，引起死亡。由于豚鼠身体较小，也可由助手握住前后肢来进行采血（参照豚鼠的抓取固定方法）。每次采血量6~7ml，间隔2~3周后可再次采血。

2. 耳缘切口采血 将耳消毒后，用刀片割破耳缘或用注射针头刺破耳缘，血液即可自切口处流出。采血后用消毒纱布压迫止血5~15秒。每次采血量约0.5ml。

（三）家兔采血法

1. 耳静脉采血 选取耳静脉清晰的兔耳，剪去耳缘毛，用手指轻轻弹兔耳，亦可用棉球蘸取二甲苯或酒精擦拭耳缘静脉使其扩张，然后涂以无菌凡士林以防血凝。用刀片尖沿血流方向切开血管3~5mm，用无菌试管收集流出的血液。用纱布压迫止血，并用酒精擦洗、再用冷水擦洗除去二甲苯。5~10分钟内可放血30~50ml。每3~4天可重新放血，在短期内至少可收集100ml血清。

2. 耳中央动脉采血 经兔耳中央有一条较粗、颜色鲜红的动脉，用浸二甲苯或酒精的棉球擦拭使血管扩张，然后消毒兔耳皮肤，将注射器针头刺入中央动脉抽取血液。每次可收集30~50ml，可每周放血一次。

3. 心脏采血 采血前应禁食18~24小时。助手坐下，用两腿夹住家兔的两后肢及臀部，右手握住右耳根部和右前肢，左手握住左耳根部和左前肢，并且使胸部突出；也可将家兔仰卧固定在解剖台上，剪去心前区毛，消毒，用左手触摸选择心脏跳动最明显处（约在由下向上数第3~4肋间、胸骨左侧外3mm处）垂直进针，当刺入心脏，可感到心脏搏动，随即针管中见回血。如不见血液流出，可调节针头的深浅或方向再行刺入。心脏采血动作要谨慎，否则容易划破心脏使动物死亡。每次可采血20~30ml，可每周采血一次。

4. 颈动脉放血 将家兔仰卧位固定在解剖台上，将头部后仰，使整个颈部伸直露出，将颈部毛除净，用碘酒和酒精局部消毒，并使周围兔毛湿润且一同消毒。沿中线从下颌到胸骨柄处切开皮肤，再将皮肤和皮下组织剥离，将皮肤翻向两侧，在一侧用刀柄继续剥离肌膜和肌肉，在气管平行处可找到淡红色有弹性的颈动脉，再细心把迷走神经与颈动脉分离，使颈动脉游离，在近心端和远心端用止血钳钳住，两止血钳中间靠近远心端再用止血钳夹住颈动脉的一半，用剪刀在靠近远心端止血钳附近剪短颈动脉，然后将远心端夹住颈动脉一半的止血钳伸入采血瓶中，松开近心端止血钳，血液便流入瓶中，直至血液放完。

（四）绵羊颈静脉采血法

将羊按倒，捆缚住羊蹄，助手将羊颈部拉直，头后仰。剪去颈部一侧羊毛，碘酒、酒精棉球消毒皮肤，再以拇指压迫或用止血带扎住颈静脉的近心端，使颈静脉怒张突起（注意止血带不可扎得太紧）。再次消毒静脉处皮肤，左手按压静脉，右手持注射器将针头沿血管平行方向向心端刺入。当进入血管后，即感到针头犹入空隙，稍抽即见血液流出，抽取所需血量。采血完毕，去止血带，用酒精棉球压住针刺处，抽出针头，压迫止血。一般一次采血量为50～100ml。

（五）鸡采血法

1. 静脉采血 将鸡侧卧固定，掀开一侧翅膀，翅膀下可见一条较粗的静脉，小心拔去羽毛，用碘酒和酒精棉球消毒，用左手食指、拇指压迫静脉向心端，使静脉隆起，右手持注射器将针头由翼根部向翅膀方向沿静脉平行刺入血管。采血完毕，用碘酒或酒精棉球压迫针刺处止血。一般可采血10～30ml。

2. 心脏采血 将鸡侧卧固定，左侧向上露出胸部，头向左侧固定，去毛后，找出从胸骨走向肩胛部的皮下大静脉，心脏约在该静脉分支下侧；或由肱骨头、股骨头、胸骨前端三点所形成三角形中心稍偏前方的部位。用酒精棉球消毒后在选定部位垂直进针，如刺入心脏可感到心脏跳动，稍回抽针栓可见回血，否则应将针头稍拔出，再更换一个角度刺入，直至抽出血液。每只鸡可取血30ml，间隔2～3周后可再次采血。

（赵彩红）

附录Ⅲ 常用玻璃器皿的洗涤方法

玻璃器皿的清洗是实验的一项重要准备工作，具体的清洗方法应根据实验目的、器皿的种类和沾污程度等的不同而有所不同。现分述如下：

一、新玻璃器皿的洗涤方法

新玻璃器皿常附着油污、灰尘，且含游离碱较多，对实验结果影响较大，使用前必须清洗干净。最好的方法是先用洗衣粉刷洗，再用自来水洗净，然后置于10%碳酸钠溶液中煮沸，用流水冲净，再置于1%～2%的盐酸溶液浸泡处理数小时或过夜（不少于4小时），再用清水冲洗干净，蒸馏水淋洗3遍，干燥备用。

二、使用过的玻璃器皿的洗涤方法

1. 试管、培养皿、三角烧瓶、烧杯等一般的玻璃器皿，在洗涤前应先将其内容物清除，然后用软刷沾上肥皂或洗衣粉或去污粉等洗涤剂将容器内外仔细刷洗，再用自来水充分冲洗干净。洗衣粉和去污粉较难冲洗干净而常在器壁上附有一层微小粒子，故要用水多次甚至10次

笔记

以上充分冲洗，或可用稀盐酸摇洗一次，再用水冲洗，如果实验要求器皿更洁净的，在上述洗涤的基础上，可以用洗液处理 10 分钟，然后用清水将洗液彻底冲净，蒸馏水淋洗三遍，然后倒置于铁丝框内或有空心格子的木架上，在室内晾干，急用时可置于烘箱烘干。玻璃器皿经洗涤后，若内壁的水是均匀分布成一薄层，表示油垢完全洗净，若挂有水珠，则还需用洗液浸泡数小时，然后再用自来水充分冲洗。器皿中如盛有病原微生物，应先高压蒸汽灭菌处理后，将培养物倒去，再按上述洗涤方法清洗。

2. 一般使用过的吸管、滴定管及容量瓶，先用自来水冲洗、沥干，再用洗液浸泡 4~6 小时或过夜，然后用自来水冲洗，再用蒸馏水淋洗 2~3 遍，干燥备用。吸过血液、血清、糖溶液或染料溶液等的玻璃吸管（包括毛细吸管），使用后应立即投入盛有自来水的量筒或标本缸内，免得干燥后难以冲洗干净。若吸管顶部塞有棉花，则冲洗前先将吸管内的棉花取出再进行冲洗，然后用蒸馏水浸泡，洗净后置于烘箱内烘干备用。吸过含有微生物培养物的吸管应立即投入盛有 2% 煤酚皂溶液或 0.25% 新洁尔灭消毒液的标本缸内，24 小时后取出进行清洗，或者煮沸 30 分钟后再进行清洗。

3. 一般用过的载玻片和盖玻片，在不太脏时，可用毛刷沾上去污粉，在玻片上湿擦，然后用水冲净，以干净纱布擦干即可。如用过的载玻片与盖玻片滴有香柏油或其他油污，要先用擦镜纸擦去或浸在醇醚混合液内摇晃几次，使油垢溶解，再在肥皂水中煮沸 10~20 分钟，用自来水冲洗，用软布或脱脂棉花擦干，然后在弱洗液中浸泡 0.5~2 小时，自来水冲去洗液，最后用蒸馏水换洗数次，待干后浸入 95% 酒精中保存备用。使用时取出擦干或在酒精灯火焰上烧去酒精。用此法洗涤和保存的载玻片和盖玻片清洁透亮，没有水珠。检查过活菌的载玻片或盖玻片应先在 2% 煤酚皂溶液或 0.25% 新洁尔灭溶液中浸泡 24 小时，然后按上法洗涤与保存。

4. 比色皿使用后立即用自来水反复冲洗，如有污物粘附于内壁，用盐酸或适当溶剂清洗，然后用自来水、蒸馏水冲洗干净，切忌擦拭。洗净后倒置晾干备用。

三、细胞培养所用器皿的洗涤方法

体外细胞对任何有害物质都非常敏感，如微生物产品附带的杂物，前一次细胞培养的残留物及非营养成分的化学物质，均能影响培养细胞的生长，因此对所有培养器皿都要严格彻底的清洗，清洗后的玻璃器皿不仅要求干净透明无油迹，而且不能残留任何物质。具体步骤为：浸泡→刷洗→浸酸→冲洗等四步程序进行。

1. 浸泡　新购买的玻璃器皿常带有灰尘，呈弱碱性，或带有铅、砷等有害物质，故先用自来水浸泡过夜、水洗，以使附着物软化，便于刷洗，然后再用 2%~5% 盐酸浸泡过夜或煮沸 30 分钟，水洗。用后的玻璃器皿常带有大量的蛋白质附着，干涸后不易刷洗掉，因此用后要立即用清水浸泡。

2. 刷洗　用软毛刷、优质洗涤剂，刷去器皿上的杂质，冲洗晾干。浸泡后的玻璃器皿刷洗时要适度，刷洗次数过多，会使器皿表面产生细微的划痕，不利于细胞的贴壁生长，也会损害器皿的表面光洁度，因此，培养皿及培养瓶不建议用刷子刷洗，对于其他玻璃器皿要选取软毛刷或软布刷洗。此外，洗涤剂会使 pH 上升，所以易选用优质洗涤剂。禁止用去污粉，因其中含有砂粒，会严重破坏玻璃器皿的光洁度。

3. 浸酸　浸酸之前要把洗涤剂完全冲洗去除，将器皿晾干。然后浸泡于洗液中 24 小时，如急用也不得少于 4 小时，浸泡时要使器皿内充满清洁液，勿留气泡，并保证器皿浸泡于液面下。经洗液浸泡后，玻璃器皿残留的未刷洗掉的微量杂质可被完全清除。

4. 冲洗　先用自来水充分冲洗，吸管等冲流 10 分钟，瓶皿需每瓶灌满、倒掉，反复 10~20 次以上。然后再经蒸馏水漂洗 3 次，不留死角。晾干或烘干备用。对已用过的器皿，凡污染者必先经煮沸30分钟或置于3%盐酸中浸泡过夜，未污染者可不需灭菌处理，但仍要刷洗、洗液浸酸过夜，冲洗等。

（赵彩红）

附录Ⅳ　微量加样器的使用与校准

微量加样器作为一种简便、快捷的移液量具，已被各级医院检验科及科研单位广泛使用。其吸入量是否准确和使用方法是否得当，直接影响了检验结果的准确性。

一、微量加样器的使用

微量加样器可分为固定容量加样器和可调容量加样器，每种加样器都有专用的聚丙烯吸头，吸头通常为一次性使用。经常使用可调式微量加样器，其取液量取决于装置内活塞上下的移动距离，该距离调节可通过调节轮控制螺杆实现。

（一）使用方法

1. 将相应的吸头安装于微量加样器的顶端，并轻轻旋转一下以确保密封。然后四指并拢握住加样器上部，用拇指按住塞杆顶端的按钮，向下按到第一停点。

2. 垂直握持加样器，将吸头插入待取的溶液中，缓慢平稳地松开按钮，吸取液体，并停留1~2秒。

3. 将吸头提离液面，用吸纸擦干吸头表面附着的液体，小心勿触及吸头口。

4. 排液时吸头紧贴器皿内壁并保持10°~40°倾斜，先将按钮按到第一停点，停留1秒，再按压到第二停点。

5. 排出吸头尖部的剩余溶液，松开按钮，然后提起加样器，按下吸头推杆，将吸头推入废物缸内。

（二）注意事项

1. 设定加样体积时，应从大量程调节至小量程为正常调节方法，逆时针旋转刻度即可。从小量程调节至大量程时，应先调至超过设定体积刻度，再回调至设定体积，这样可以保证加样器的精确度。

2. 安装吸头时，应将加样器垂直插入吸头，左右旋转半圈，上紧即可。切勿为了追求良好的密封性，而将加样器反复撞击吸头来上紧，这样操作会导致吸头变形而影响精度，严重的则会损坏加样器。

3. 吸头浸入角度控制在倾斜20°之内，保持竖直为佳；吸头浸入深度视规格而定。

加样器规格	吸头浸入深度（mm）
2μl 和 10μl	1
20μl 和 100μl	2~3
200μl 和 1000μl	3~6
5000μl 和 10ml	6~10

4. 吸有液体的移液器不应平放，吸头内的液体很容易污染加样器内部而可能导致弹簧生锈。

5. 移液器在每次实验后应将刻度调至最大，让弹簧回复原型以延长移液器的使用寿命。

笔记

6. 为获得较高的精度，吸头需预先吸取一次样品溶液，然后再正式移液，因为吸取血清蛋白质溶液或有机溶剂时，吸头内壁会残留一层"液膜"，造成排液量偏小而产生误差。

7. 浓度和黏度大的液体，会产生误差，为消除其误差的补偿量，可由试验确定补偿量，补偿量可用调节旋钮改变读数窗的读数来进行设定。

8. 移液器严禁吸取有强挥发性、强腐蚀性的液体。

9. 不要用大量程的移液器移取小体积的液体，以免影响准确度。

二、微量加样器的校准

微量加样器经长期使用，会使弹簧弹力发生变形，加之本身是塑料，不耐摩擦，就会产生误差。为了保证加样器传递液体量的准确性，必须对加样器进行定期校准。

(一) 气密性检测

加样器吸满液体后，手持垂直放置 15 秒，检查吸嘴的尖头有无液滴，如有，则说明漏气。

(二) 准确性检测

校准应在无通风的房间，加样器和空气温度在 20～25℃之间，相对湿度必需在 55% 以上。特别是当加样量在 50μl 以下其空气湿度应越高越好，以减少蒸发损失的影响。

1. 量程小于 1μl，建议使用分光光度法检测。将加样器调至目标体积，然后移取染料溶液，加入一定体积的蒸馏水中，测定溶液的稀释度（334nm 或 340nm），重复几次移液操作，计算加样器的精确度。

2. 量程大于 1μl，可以用称重法检测。称重法实验室必备条件是高度灵敏的分析天平（需定期校准）、双蒸水和称量容器。水、加样器和吸头必须具有相同的温度。此法通过对水的称重，转换成体积（体积＝质量/密度），鉴别加样器的准确性。由于水的密度是随着温度变化而变化，且称量天平本身精确度不符合检测要求，检测又大多在一个开放式空间内操作，偏差在所难免。因而，此种称量法只能现场粗略地判断加样器的准确性，进一步的校准必须在专业的实验室操作进行。

（1）将称量杯置于精密电子天平（精密度 0.00001g）中，待天平显示稳定后，调零。

（2）将加样器的容量调到被检点，并安装合适的吸头。

（3）垂直握住加样器，将按钮按到第一停点，此时将吸头浸入装有蒸馏水（需隔夜存放）的容器内，并保持在液面下 2～3mm 处，缓慢放松按钮，吸取蒸馏水，等待 1～2 秒后离开液面，擦干吸头外的液体。

（4）从电子天平中取出称量杯，将吸头流液口靠在称量杯内壁并成 40°，缓慢的将按钮压到第一停止点，等待 1～2 秒，再将按钮完全按下，然后将吸头沿着称量杯的内壁向上移开。

（5）将称量杯放入天平秤盘，记录此时天平显示出的数值。

（6）重复以上步骤十次，取 10 次测定值的均值作为最后加样器吸取的蒸馏水质量，20℃时水的密度为 0.09982，根据公式：体积＝质量/密度，从而转换成水的体积，然后按校准结果调节加样器。加蒸馏水的量根据待标定的加样器不同规格而不同。

加样器规格	标定使用蒸馏水量	要求重量范围
0.5～10μl	2μl	1.75～2.25mg
5～40μl	10μl	9.8～10.2mg
40～200μl	70μl	69.4～70.6mg
200～1000μl	300μl	298.0～302.0mg
1～5ml	2000μl	1990.0～2010.0mg
2～10ml	3500μl	3485.0～3515.0mg

（赵彩红）

附录 V　离心速度、相对离心力和离心时间的计算

一、相对离心力（RCF）计算法

按照以下两个公式计算 RCF：

1. RCF（g）$= 1.119 \times 10^{-5} \times r \times (r/min)^2$

式中 r = 离心沉淀半径〔离心机轴心至离心管底或某一点的距离（cm）〕。

2. RCF（g）$= 2.84 \times 10^{-5} \times r \times (r/min)^2$

式中 r = 离心沉淀半径，单位为时（1 时 = 2.54cm）

二、离心转速（r/min）计算法

按照上述两个公式，可分别换算出以下两个计算公式：

1. $r/min = \sqrt{\dfrac{g \times 10^5}{1.119 \times r}} = 298.9\sqrt{\dfrac{g}{r}} \approx 300\sqrt{\dfrac{g}{r}}$

2. $r/min = \sqrt{\dfrac{g \times 10^5}{2.84 \times r}} = 187.6\sqrt{\dfrac{g}{r}} \approx 190\sqrt{\dfrac{g}{r}}$

三、离心时间计算法

利用 K 系数和沉降系数（S）计算离心时间（t），计算公式如下：

$$t\,(h) = \frac{K}{S}$$

K 系数是将物质沉降下来，即溶液澄清难易程度的一个效率指数，故也称"澄清系数"。原则上讲，K 系数越小越容易快速澄清。可按下列公式计算 K 值：

$$K = \frac{2.53 \times 10^{11}\,In\,(R_{max}/R_{min})}{(r/min)^2}$$

式中 R_{max} 和 R_{min} 分别表示离心沉淀的最大半径和最小半径。

由公式可知，K 系数与转速、物质沉降路径有关。当转速改变，或离心管的液量不同（即沉淀路径改变）时，K 值也会变，所以 K 系数是一个变量，可根据沉降路径及转速实际测算。当知道某物质的 S 值时，即可利用以上公式计算出离心时间（h）。利用此公式计算的离心时间对水平离心最适合；对定角转头而言，实际时间稍小于计算时间。

通常，离心转头 K 值已由厂家说明书中提供，可以直接计算离心时间。但是厂家提供的 K 值都是根据最大沉降路径及在最大转速下计算出来的，利用此值计算的离心时间与实际结果有一定误差，可作为离心时间的初步估计。降低离心速度时所需离心时间也可按照下列公式计算：

$$t\,(h) = \frac{K\,(最高离心速度)^2}{S\,(最低离心速度)^2}$$

（曾常茜）

全国高等医药院校医学检验技术（医学检验）专业规划教材
第三轮修订教材目录

序号	书名	主编	单位
1	临床生物化学检验（第3版）	郑铁生	江苏大学医学院
		鄢盛恺	北京大学中日友好临床医学院
	临床生物化学检验实验指导（第3版）	涂建成	武汉大学中南医院
		李 艳	吉林医药学院
2	临床检验基础（第3版）	刘成玉	青岛大学医学院
		林发全	广西医科大学
	临床检验基础实验指导（第2版）	姜忠信	青岛大学医学院
		王元松	青岛大学医学院
3	临床微生物学检验（第3版）	洪秀华	上海交通大学医学院
		刘文恩	中南大学湘雅医学院
	临床微生物学检验实验指导（第2版）	彭奕冰	上海交通大学医学院
4	临床免疫学检验（第3版）	吕世静	广东医学院
		李会强	天津医科大学
	临床免疫学检验实验指导（第3版）	曾常茜	大连大学医学院
5	临床血液学检验（第3版）	胡翊群	上海交通人学医学院
		童向民	浙江省人民医院
	临床血液学检验实验指导（第2版）	丁 磊	上海交通大学医学院
		王小中	南昌大学医学院
6	临床寄生虫学检验（第3版）	吴忠道	中山大学中山医学院
		汪世平	中南大学湘雅医学院
	临床寄生虫学检验实验指导（第2版）	夏超明	苏州大学基础医学与生物科学学院
7	临床输血学检验（第3版）	胡丽华	华中科技大学同济医学院附属协和医院
	临床输血学检验实验指导（第2版）	胡丽华	华中科技大学同济医学院附属协和医院
8	分子诊断学（第3版）	李 伟	温州医科大学
		黄 彬	中山大学中山医学院
	分子诊断学实验指导（第2版）	金 晶	温州医科大学
		陈 茶	广州中医药大学第二附属医院
9	临床实验室管理（第3版）	王 前	南方医科大学
		邓新立	中国人民解放军总医院
10	临床检验仪器（第2版）	邹 雄	山东大学齐鲁医院
		李 莉	上海交通大学附属第一人民医院